はじめに　〝治らない病〟に37兆円以上もかけている日本

今、日本では年間37兆円もの医療費が**〝治らない病〟**に対して使われています。これら〝治らない病〟とは、たとえば糖尿病、高血圧、がん、アレルギーなどです。これらの病気は一度治療を開始してしまうと治療が終わることはなく、がんに関しては、治療を施しても3人にひとりの割合で死亡してしまうのです。

これを〝治療〟と呼んでいいのでしょうか。

そんな状況の中、多くの国民が当たり前のこととして、日々、医療施設を利用して、治せない薬に多額のお金を支払っています。

あなた自身が健康でも、関係ありません。**国民皆保険制度があるこの国では、誰かの〝治らない病〟のために、治すつもりのない医療が施されていて、その薬にあなたの保険料が使われている**のです。

いったいどれくらいの人が、そうして施されている〝治療〟が、「治すためのものではない」ということに気づいているのでしょうか。

治すためでなければ、なんのための〝治療〟だと思いますか。

それは、日本人からすべてを吸い尽くすために作られた、巧妙なお金儲けの仕組みなのです。

これまで私たち日本人が受けてきた医療は、ある一部の人たちが儲けるために編み出した巨大な集金システムであって、国民にとっては詐欺のようなものだということです。

それを一言でズバリ表現するなら、**「ロックフェラー医学」**です。

「ロックフェラーってあの財団のロックフェラーだよね？　医療とロックフェラーってなんの関係があるの？」と思われるかもしれません。

実は、世界三大財閥のひとつであるロックフェラーは、今の日本の医療ビジネスの中核にいて、彼らに対して**文字通り命を削ってお金を支払っているのが日本人**なのです。

ロックフェラー家はアメリカ最大の財閥であることは周知の事実ですが、石油産業、銀行、鉄道、自動車、空運、化学、情報通信と同じように、医療業界も彼らの手中にあります。

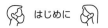

ロックフェラーと聞くと陰謀論と思われる人もいるかもしれませんが、本書の内容は陰謀論とはまったく違います。

陰謀論は「事件や歴史的出来事の背景に、別の策略が存在したとする信ぴょう性の乏しい説」です。

ですが、私がロックフェラー医学といっているのは、決してあやふやな仮説ではないのです。

本書を読んでいただければ、**今の医学のシステムも、戦後の対米従属政治と同じように、明確な策略に基づいて設計されてきたもの**だとご理解いただけると思います。

なぜなら、私たちのすべてのお金がそこに流れるようになっているのは、別に隠された話ではないからです。

日本国民がこのよこしまな計画を知らないままだと、国家財政を破綻させるほど膨らんでしまった莫大な医療費を削減することもできません。

さらに、病気を作り出す医療システムや、食の問題もいつまで経っても改善されず、このままだと日本という国自体が滅びかねません。

国民皆保険制度という公的医療保険制度によって、増え続ける莫大な医療費だけが国民全体（とりわけ将来を担う若者世代）に重くのしかかっています。

私が参政党から出馬したのも、そんな間違いだらけの医学・医療と食の問題を本気で変えたいと思ったからです。

私が臨床医と政治家の二刀流を続けているのは、若い頃から日本の医療システムに疑問を持っていたからです。この国が一刻も早く現在の医療システムの束縛から脱することができるように、その前例として２００６年頃に自分の医院で保険適用をやめました。「公的医療保険制度に依存しない本来の医療」を社会の常識に戻すためです。

その理由は、**〝治らない病〟に37兆円もかけている現在のロックフェラー医学に依存している限り、国民にとって真の健康は得られないし、日本の明るい未来も決して望めないから**です。

本書によってこの国の深刻な医療状況を把握し、これ以上、お金と命を搾取されない未来を作っていただけたら。

著者として、それを願うばかりです。

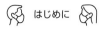

医療という嘘《うそ》　医療業界に潜む集金システムの全貌　もくじ

第3章 ロックフェラー医学と失われていく大和魂

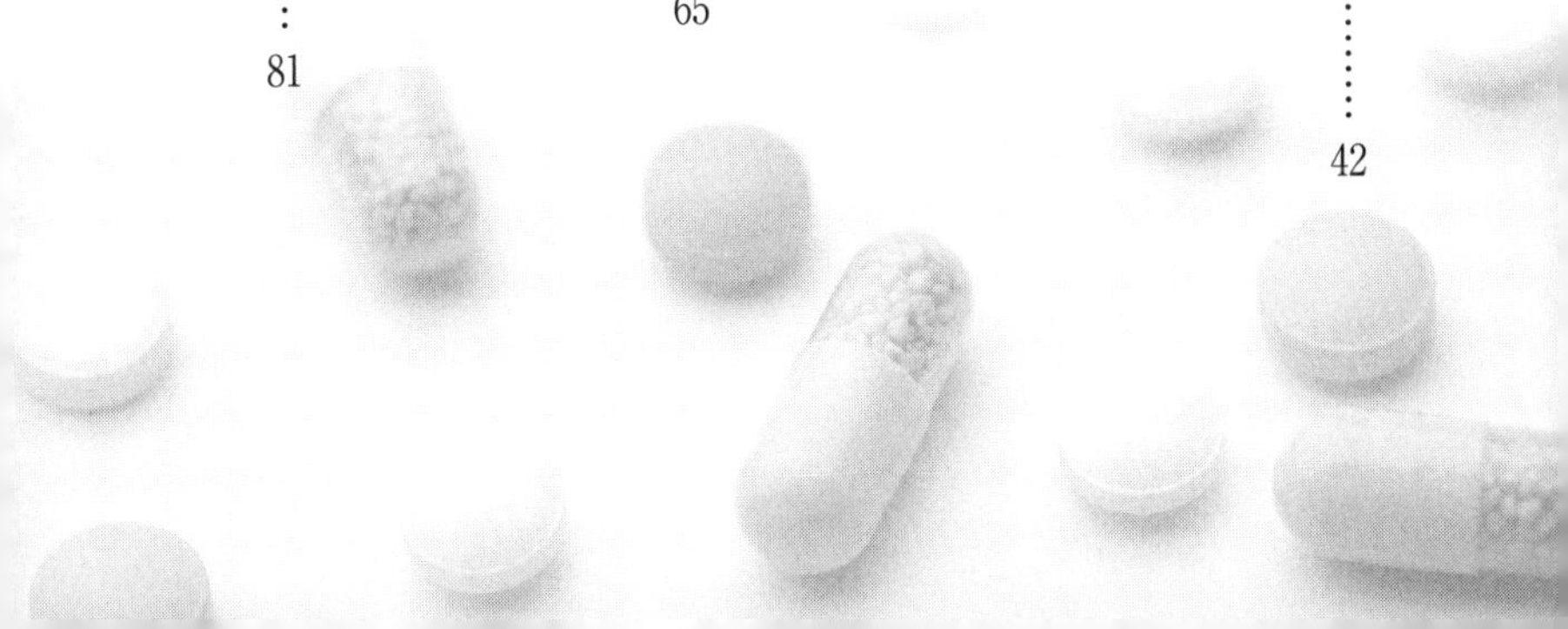

第4章　ビッグ・ファーマに騙されてはいけない

第5章 洗脳を解き、食を正せば、日本はよくなる!

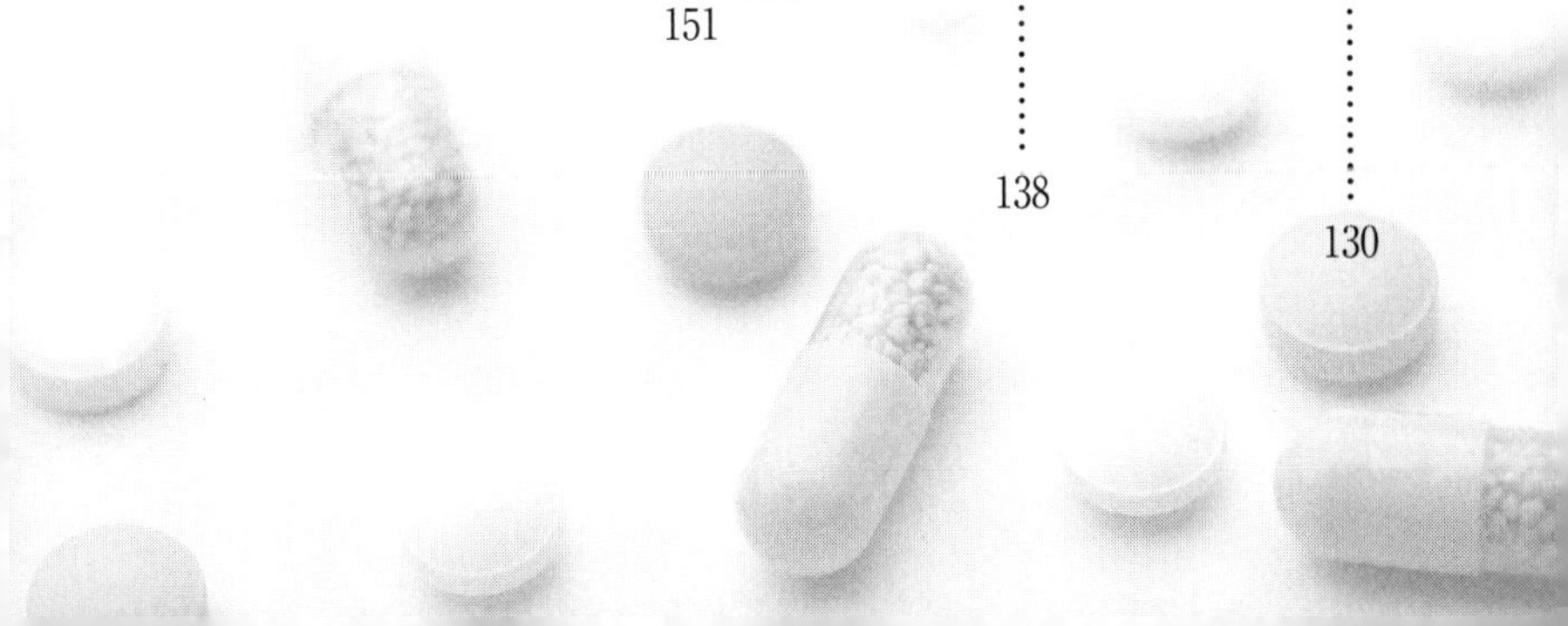

第1章

世界の伝統医学は個人主体の医学

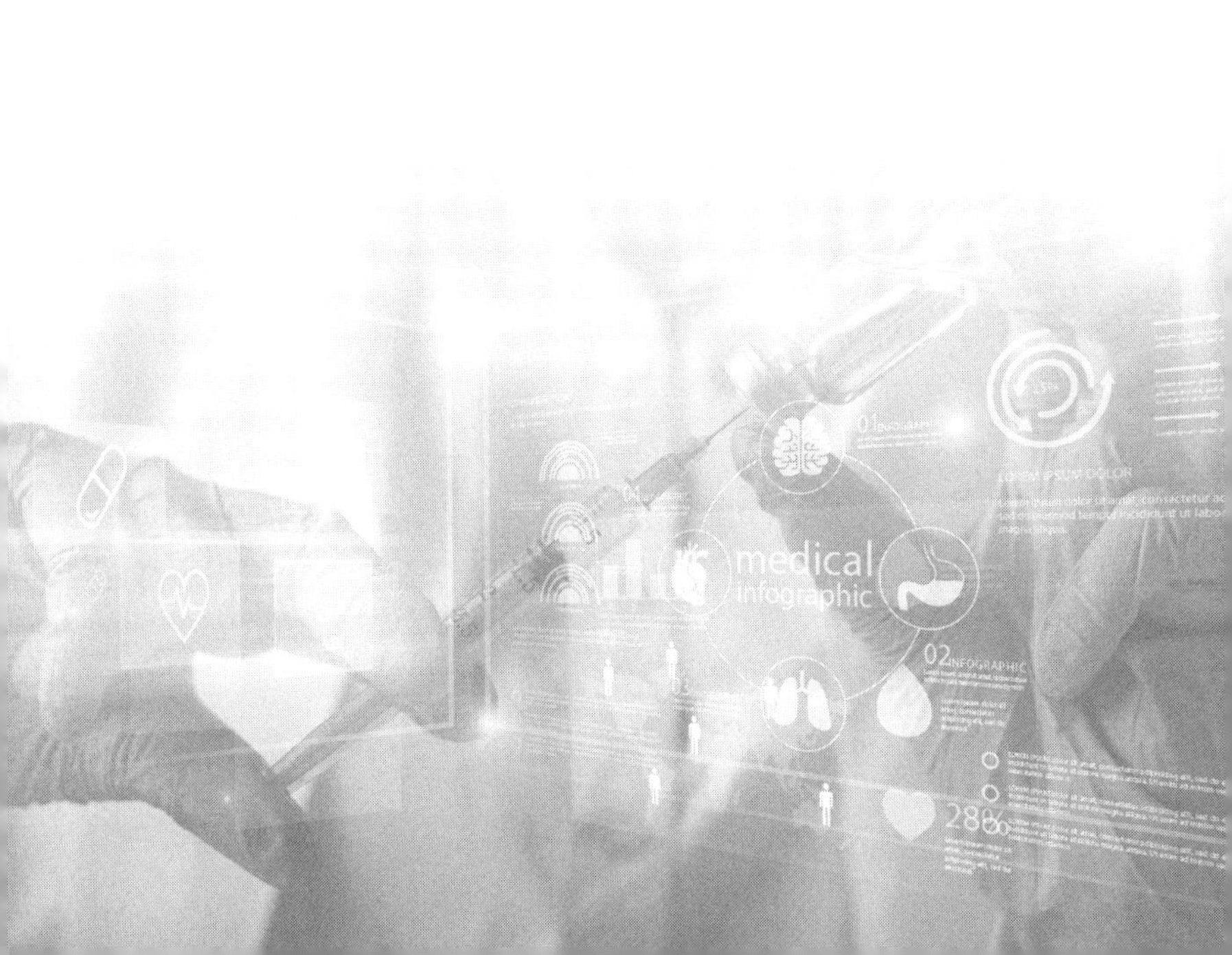

一人ひとりの個人を主体とした個体医学とは

現代医学は「ロックフェラー医学」であり、健康長寿を望んでいる一般国民にとっては詐欺に等しい！

そのカラクリと実態を知っていただくために、まずは「本来の医学・医療とは何か？」について歴史を踏まえて説明したいと思います。

歴史的に見ると、古来、世界各地に**「伝統医学」**と呼ばれる古典的な医学が生まれました。

ギリシャ医学、ユナニ医学、中国医学、インドのアーユル・ヴェーダなどがよく知られています。

ギリシャ医学は、「西洋医学の父」と称されるヒポクラテスが有名ですが、彼は病気をそれまでの呪術と切り離して、史上はじめて「急性」「慢性」「風土病《ふうどびょう》」「流行病《はやりやまい》」に分類しました。

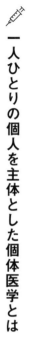

伝統医学の分布図

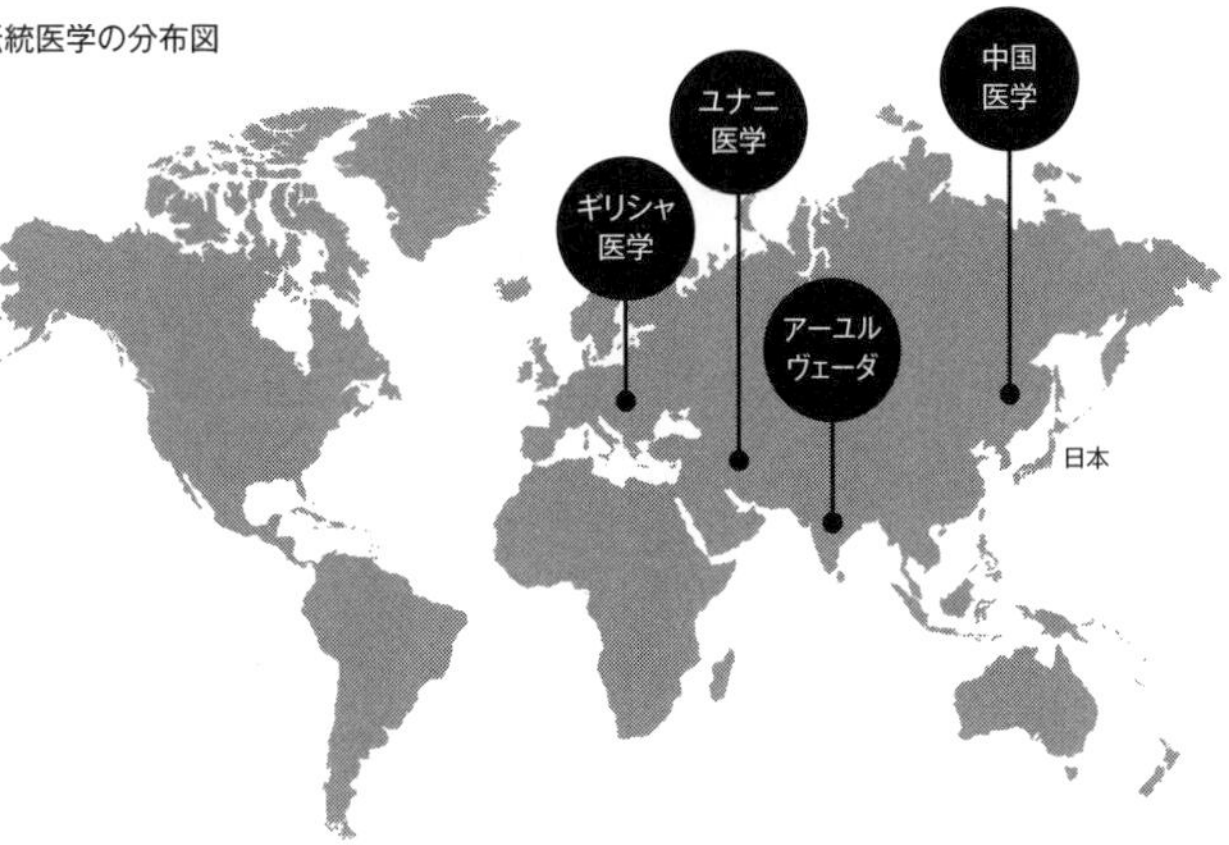

ユナニ医学はイスラム文化圏の伝統医学のことで、そのルーツはギリシャ医学です。また、中国医学というのは、中国大陸におこったいろいろな時代の医学の総称で、主に漢民族の人たちが行った医学です。

チベット仏教のラマたちによって伝えられたチベット医学もありますが、チベット医学もインドのアーユル・ヴェーダをベースにしています。

こうした伝統医学の共通点は、どれも**「個体医学（医療）」である**、ということです。個体医学とは文字通り、個体、つまり一人ひとりの個人を主体とした医学であり、医師ははじめに独自の理論に基づいて、その人の体質や状態（症状）を細かく分類していきます。

ギリシャ医学には、血液・粘液・黄胆汁・黒胆汁の「４体液」理論、中国医学には、「陰陽五行（木・火・土・金・水）」理論、インドのアーユル・ヴェーダには、空と風の元素からなるヴァータ、火と水の元素からなるピッタ、水と地の元素からなるカパの「３つの体液論（トリ・ドーシャ）」などがあります。

こうした理論や医学哲学に基づいて、自然界と同じ人体の構成要素の過不足を多角的に診ていくわけです。

中でも、「氣」を重視する中国医学では、四柱推命に基づいて本人の生年月日なども判断材料にします。

四柱推命は、生年月日を十干十二支に置き換え、その命式から導き出されるその人の性格や運勢を見る占術です。

よく知られている還暦なども四柱推命に基づくものです。なぜ60歳が還暦かというと、十干十二支の組み合わせは60通りあり、ちょうど自分が生まれた年は60年経つとまた同じ干支がくり返されるからです。

つまり、人間の肉体はちょうど60歳で完成され、61歳からは新しい人生への出発と考えるわけです。

実際、太陽と地球と月と木星の位置関係は、60年でちょうど同じ位置になります。だから、天文学的にも、60年は還暦となるのです。

宇宙の物理法則と医学の関連性

医学と占星術がなぜ関係があるのか不思議に思った方もいるかもしれませんが、個人を主体とする伝統医学では、その人の体質や健康状態は宇宙・自然界の運行（周期）と密接に関わっているという考え方に基づいています。

つまり、古今東西の伝統的な医学では、自然界がバランスによって成り立っているように、人間もさまざまな要因のバランスが崩れると本来備わっている自己治癒力（免疫力など）が低下して不調や病気になると考えたのです。

一番わかりやすい例が「月の満ち欠け」や「潮の満ち引き」で、ほぼ28〜29日周期の月の満ち欠けは女性なら生理周期があるのでよくわかると思います。

潮の満ち引きは潮汐（力）ともいいますが、これは海面が12時間または24時間の周期で上下に動くことです。

潮汐力は、月や太陽と地球との間に働く重力によって起こる二次的効果の一種で、地球上の生命体はこの重力の影響を常に受けているわけですが、宇宙の無重力空間に行くとまったく違う現象が生じます。

たとえば、以前スペースシャトルでこんな実験が行われました。それは、カエルの精子とカエルの卵子を持ってきて、無重力空間で受精させるという実験です。

地球上では、カエルの卵は受精すると回転運動を起こし、北極と南極が決定されてそこで細胞分裂がはじまります。

ところが、無重力空間では回転しないので、いくつかの受精卵は発育が止まってしまっていつまで経ってもオタマジャクシにはなりませんでした。また、理化学研究所がスペースシャトルと同じ重力環境下でマウスの体外受精および、初期胚の培養を行ったところ、受精は正常に起こったものの出産は約半分となり、大幅に低下してしまったのです。このことからもわかるように、地球上の生物は重力をはじめとする宇宙の物理法則のもとで発生し、かつ支配されているわけで、そのことに早くから気づいていたのが伝統医学です。このように、宇宙の物理法則と生命科学の関係が、決して点ではないことを理解していたのです。

つまり、**古代の人たちは天体観測や自然観察を続けながら宇宙・自然の法則性を探究し、自然の一部である人間も宇宙・自然の理に添っているかどうかを健康のバロメーターにしていた**ということで、これこそが本来の医学・医療のあり方です。

今では人類が宇宙に行き、そこでいろんな実験が行われるようになったことで、地球上の生物がいかに重力の影響を受けているかがわかってきました。

その一例として、宇宙空間では動物の細胞周期に地球上とは異なる影響を与えることがわかっています。

細胞は一定の周期に基づいて分裂し増殖していく、これを細胞周期といいますが、この細胞周期が宇宙空間と地球上では異なるのです。

また、宇宙での長期間飛行ではさまざまな要因によって遺伝子も変化することから、細胞の老化を加速させる可能性があることもわかっています。

このことは、地球で生まれたヒトの体が、いかに重力によってコントロールされているかを物語っています。

私たちの体は骨も血液も内臓も細胞が日々少しずつ入れ替わっていますが、細胞が入れ替わるスピードには個人差があり、実はここにも重力が関わっているのです。

つまり、**誰もが同じように、両親のひとつの受精卵から分裂して成長してきたとしても、重力の影響を受けている以上、生まれたときや場所によって個体差が生まれる**ということです。

それなのに、現代医学・医療は個体差を考慮しない画一的な診断・治療法であって、本来の個体医学・医療とは大きくかけ離れてしまっているのです。

もっとも優れた医術「祝由科」

個体差が生じる大きな原因のひとつが重力で、ヒトと重力の関係に基づく医学を**「構造医学」**や**「重力医学」**といいます。私は長い間その分野の研究をしてきました。

構造医学の観点からすると、重力に対して適切なバランスをはかるために、正しい姿勢（骨格構造）を保つことと、重力センサーである下顎や歯列（噛み合わせ）のゆがみを正すことを重視します。

正しい姿勢とは、頭から骨盤、そして足裏まで重心（中心）線がまっすぐに貫いた状態です。また、噛み合わせは全身の筋肉や骨格に影響を与えることから、噛み合わせが悪いと姿勢が悪くなったり運動能力も低下したりします。そうすると、消化器をはじめ、さまざまな病気の原因にもなるため、実は歯列の良し悪しは健康状態に大きく影響しているのです。

つまり、**姿勢や噛み合わせが悪いということは、重力に対するアンバランスさが原因となっていろいろな心身の症状を引き起こしやすくなる**ということです。

実は細胞内の化学反応も重力の影響を受けているため、それだけ代謝も悪くなります。

そもそも、生命の維持は細胞内の化学反応によって行われていて、化学反応の速度が適正なら健康が保たれ、適正に行われなくなると不調や病気になります。

その化学反応の速度を調整しているのは、代謝酵素・ホルモン・抗体・免疫物質・神経伝達物質などですが、これらのほとんどはタンパク質です。

また、私たちの筋肉や骨、臓器、皮膚などもすべてタンパク質でできていて、こうした生命現象のほとんどに関係しているタンパク質の生成は、これまでの宇宙実験（高品質タンパク質結晶生成実験など）によって重力に依存していることがわかっています。

このように、個々人の健康状態は、重力などの宇宙物理学的な影響を受けていることから、一人ひとり体質や気質が異なっていて、本来ならそれに応じた個別の医療、オーダーメイド医療（個体医療）が求められます。

その意味において、世界の伝統医学が行ってきた個体医学が本来あるべき医療であり、その点、古代中国医学などでは一人ひとりの体質や気質をよく見極めながら適切な治療を施すためにいろいろな治療科が設けられていました。

明の時代には十三科の分類方法があり、それは大方脈《だいほうえい》（内科）、小方脈《しょうほうえい》（小児科）、婦人科《ふじんか》、瘡瘍科《そうようか》（皮膚科）、鍼灸科《しんきゅうか》、眼科《がんか》、口歯科《こうしか》、咽喉科《いんこうか》、接骨科《せっこつか》、傷寒科《しょうかんか》（感染症）、金鏃科《きんぞくか》（戦傷）、按摩科《あんまか》、祝由科《しゅくゆか》などです。

一見すると、現代西洋医学の分類とほぼ同じように見えますが、この中でももっとも優れた上位の医術とされたのは**「祝由科」**です。

これは世界最古の医学書である『黄帝内経《こうていだいけい》』の中に出てきますが、祝由とは病を癒すもっとも古い方法のひとつで、超自然的な力をもたらす呪文を唱えて病気を治療する呪術的な治療法です。

祝と呪は同源であり、呪文や符呪を用いた呪術・仙術的な力（巫術）を使う祝由術の専門職を古代中国では「巫医《ふい》」と呼んでいて、要するに、古代では巫女が医者を兼ねていたのです。

そもそも「医」の旧字は「醫」です。

「匸」（かくしがまえ）」＋「矢」は、矢を隠す容器を表します。これに動作を表す「殳」を加え、「殹（エイ）」とし、矢を隠す動作（＝医療的なまじない）を表す文字となるのです。

さらに、「酉（酒壺）」を加えて薬酒を醸す業となったわけですが、薬酒というのはアルコールに薬草などを混ぜ合わせることで、現代の薬の調剤です。

また、酉に代えて「巫」を用いる異体字「毉」もあり、これも巫術（呪術）による医療を表したものと考えられます。

いずれにしても、医術を用いる醫、または呪術的な毉が医の本来の意味で、要するに、洋の東西を問わず、医者たる者は決して表に出ることなく、人知れず隠れて医術を施していたのです。

医師には「下医・中医・上医」の3つのランクがある

呪文というとインチキ祈祷師やインチキ新興宗教のようですが、決してそうではありません。日本の言霊《ことだま》と同じで、言葉の持つポジティブな力を用いる方法で、その祝由の正反対が現代のドクターハラスメント（ドクハラ）ともいえるでしょう。

このドクハラによって心を痛め、患者さんの病気が進行してしまうことは現代ではよく聞く話です。

残念ながらこの祝由科は現代医学には存在しませんが、かつては日本でも律令時代に「呪言科《じゅごんか》」という医学部門がありました。

呪言は呪禁とも書き、「抜刀して刀を持ち、呪文によって一定の作法を行い、病気や災難を防ぐ、道教系統の方術である」とされ、陰陽道や修験道にも影響を与えました。

怪我をした子どもによく、「痛いの痛いの飛んでいけー」といいますが、患者さんに対する温かい言葉がけによって、医療者が無報酬の愛と安心感を与えることができるのです。

このことから何がわかるかというと、医者には技術よりも高度な精神性や倫理観が求められるということです。つまり、言葉だけ、あるいは立ち振る舞いだけで治せる、それが患者にとって最上の医者なのです。

このように、日本でもかつては呪言ができる名医がいたわけですが、わが身を隠して言葉で治せる人がもっとも優れた医者だったのです。

また、中国の古典によると、**医者には「下医」「中医」「上医」の3つのランクがある**とされています。

下医は、現代なら臓器しか治せない医者のことを指します。

たとえば虫歯を治療して「はい、治りました」と、歯という臓器だけを診療したり、あるいは視力が落ちた人にメガネをすすめたりなど、目という臓器だけしか診られない医者です。

たとえ高度な技術を有する腫瘍外科医が、手術でがんの摘出に成功したとしても、それは臓器だけの治療なので下医になります。ブラック・ジャックのような外科医が難病を治せたからといっても、それは臓器を修復しただけなので、決して一流の医者とはいえないのです。

中医は、ちゃんと患者さんに寄り添える医者です。

たとえば、トラックの運転手の仕事をしている男性が白内障になったとします。息子さんの学費の支払いもあり、なんとか運転手の仕事を続けるためにはどうしたらいいかと悩んでいます。

中医といえない医師であれば、たとえばこんなアドバイスになります。

「人工眼内レンズに置き換える手術をすれば、運転ができるようになりますよ。単焦点レンズなら保険が適応されますから」

現代は、こうした保険診療をすすめる医者が多いわけです。これがもし中医であれば、次のようなアドバイスになるかもしれません。

「遠近両用のレンズがあって、それは自由診療でやるとできますよ。それなら近くも見えて遠くも見えます。白内障も治せる。そのほうがあなたの家庭が救われるんじゃないですか」

より患者さんに寄り添って、その人の人生がどうしたらよくなっていくのかを考えるのが中医といえるでしょう。

上医というのは、さらにその上で、個人の病気だけでなく世の中をも治す人です。

その理由は、上医は人が病気になる前に治すことができるからです。

たとえば、「肩がこって痛い」という患者さんが来られた場合、「じゃあ、鎮痛剤でも出しておきましょう」というのが下医。中医は、「肩こりの原因が自律神経の乱れからきているかもしれないから、ゆっくり休んでください」と緊張をほぐすアドバイスをするなど。

しかし、ある上医ならこんな診察になるかもしれません。

まず、その上医は視診（望診）でその患者さんの目をよく観察しました。白目の部分が少し血走っているのを発見します。脈診をするとすごく脈が厚いです。左肩が痛むという現状から、心筋梗塞の前兆と捉えました。

そして、その原因を探るために、たとえばイライラや怒りの感情が溜まっていないかと話をよく聞き、もし怒りがあったなら、肩井《けんせい》というツボに鍼を打ちます。すると自律神経のバランスが整って急に「怒りがおさまってきました」となるのです。

そこでさらに然谷《ねんこく》というツボに鍼を打つ。すると腎が刺激され、排尿が促されると血圧は自然と下がります。

こうして、患者さんが冷静になると、自分ひとりが怒ってもしようがないことに気づいて、心臓への負担もなくなり、心筋梗塞になる前に治ってしまうのです。

上医は、病を超えて世の中をも治す

このように、未病の段階で適切な対処ができる医者なら、世の中の間違っていることも正すことができる知恵や知見を持っている。だから上医とされたのです。

つまり、上医は人の体の病気を治すように、世の中の問題点を解決していくことができるわけで、先ほどの祝由や呪言と同じように高い精神性や倫理観、本質を見抜く目を持っていて、人としても優れているということです。

実際、歴史的に見ても、**優れたリーダーたちのかたわらには、必ず優秀な上医が軍師としてついていました。**

曹操《そうそう》にしても、武田信玄にしても、その陰には特殊な能力や先を読む確かな目を持った軍師がいて、彼らの存在は決して表には出ないものの、軍師は主君の働きを支えた優秀な医者でもあったのです。

それに対して、現代の医者は、学歴があって医師免許さえ取れれば精神性などはまったく問われることはありません。

しかし、本当の名医というのは、不調をもたらしている根本原因までさかのぼってその人の精神状態や食を中心とした生活習慣なども考慮しながら、一人ひとりの患者さんにあった適切なアドバイスができるのです。

とりわけ、精神状態と身体症状は密接に関連しているため、単に臓器だけを診るのではなく、心と体の相関関係について熟知していれば、未病の段階で適切に対処することができます。

中国医学では五臓を司る感情のことを「神（シン）」といいます。これは神様という意味ではなく、たとえば、心臓に宿る意識や感情といった内臓感覚のことを神（シン）というのです。

心臓は道徳観や倫理観などを担う臓器です。昔から道徳的に悪いことをすると「胸に手を当てて反省しなさい」とか「そんなことをして胸が痛くないの？」などといったりするのはとても的を射ているわけです。

中国医学の陰陽五行では、「木」「火」「土」「金」「水」がそれぞれ「肝」「心」「脾」「肺」「腎」の五臓に対応していると考え、火が心臓に当たります。

そこで、怒りなどの感情が心臓（火）に溜まっているとすると、その火を消すのが水です。

水は腎臓なので、腎臓を養生してあげればいいわけですが、腎臓（水）がよくなるためには、ひとつ前の金である肺にどんな問題があるかを探ります。

肺は集中力を持って白黒つける働きをするので、話を聞きながら、集中力が散漫になっていないかどうかを調べます。

「あぁ、この人は集中力がなくなって、怒りやすくなっているんだ」という見方ができれば、集中力が増すようなアドバイスをしたり、ツボに鍼を刺したりするのです。

このように、伝統医学を修めていると、薬を使わないで未病の段階で治すことができるのです。

患者さんの体質や状態をよく見極めながら、適切な言葉がけやわかりやすいアドバイスができるのが名医（巫医）です。

つまり、上から目線の指導や説教ではなくて、たとえ話でわかりやすく伝える、これができるのが上医です。

お釈迦様やイエス・キリストが、深遠な真理についていろんなたとえ話を用いながら説き、数多くの迷える人たちを救ったように、相手の目線に立って平易な言葉で人々を健康生活へと導いていく、それが本当の名医なのです。

伝統医学を通して、本来の医療や名医とはどのようなものかが少しはおわかりいただけたかと思います。

次章からは現代医学がどのような形で進んできたか、その歴史についてご説明したいと思います。

第2章

近代西洋医学の波に飲み込まれていく日本

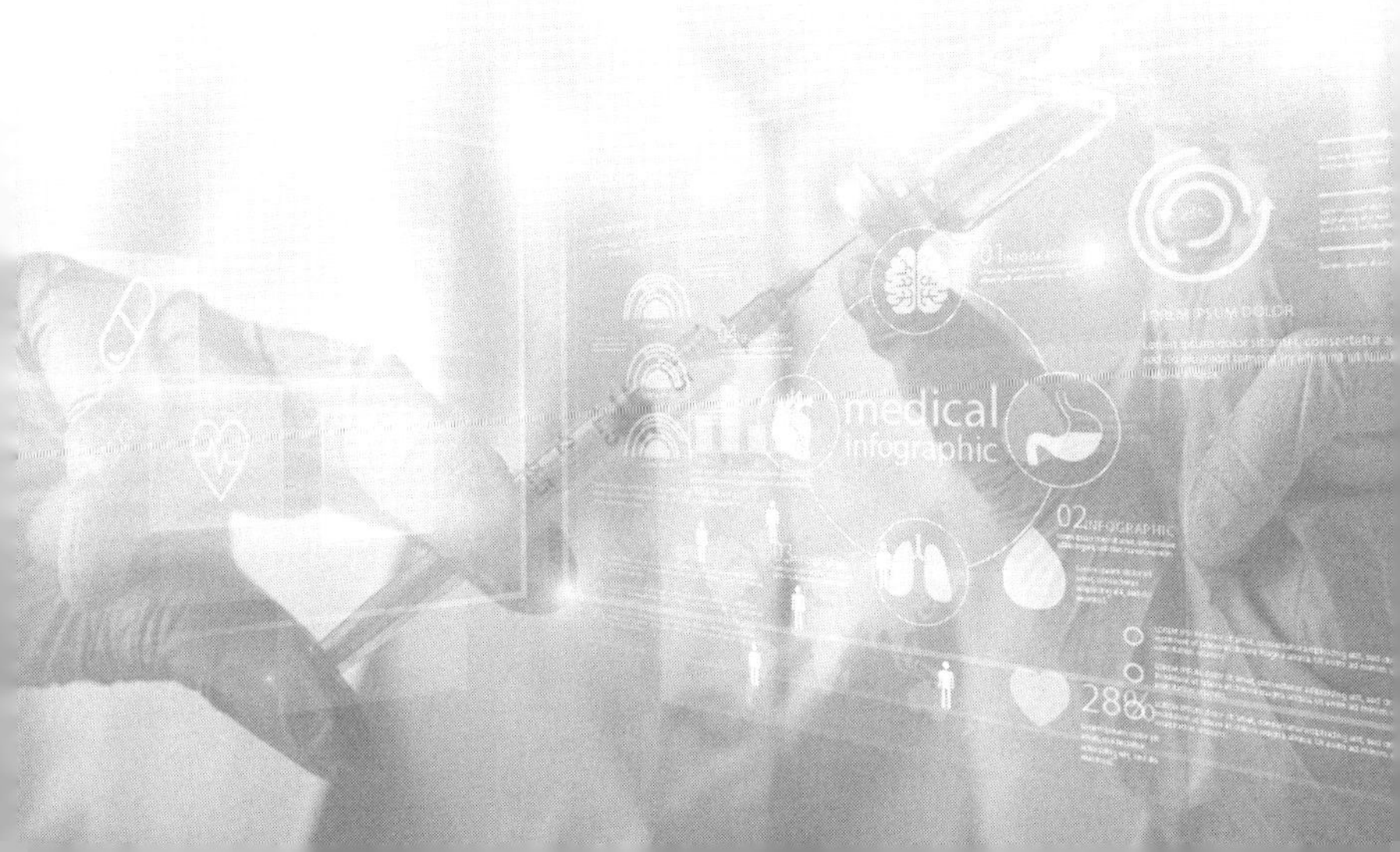

一神教のヨーロッパの国々では人体解剖が禁止されていた

次に、西洋医学（のちのロックフェラー医学）を中心に、医学の歴史をご説明し、前章でお伝えした伝統医学との差異を考えていきます。

西洋において、中世まで医学といえば「内科学」でした。内科学とは、主に体の臓器（内臓）を対象として、手術によらない方法での診療と研究を行う分野です。なぜ内科しかなかったかというと、ユダヤ教・キリスト教・イスラム教などの一神教の国々ではすべて人体解剖が禁止されていたからです。

つまり、死んだ人間を切り開いてはいけないということで、医者は解剖をせずに理容師（床屋医者・理容外科医などとも言われた）が行った解剖の内容を聞きながら、従来の研究書と見比べるという状況だったのです。

そのため医学は学術というよりもお家芸に近く、麻酔や治療法などの技術もないため、あくまで経験知に基づいて内科的な処置が行われていたのです。

ところが、12～16世紀頃にかけて大砲や地雷が発明されたことによって、手足が吹き飛ばされるような事態が頻繁に起こるようになってきたことから、応急処置や手術を行って患部を治療する外科学がはじまりました。

それまでは、銃弾などで損傷した場合、銃創の治療には煮えたぎった油を傷口に注ぐ治療法（焼灼止血法）が一般的だったのが、いろんな試行錯誤の中で、フランス王室のお抱え医師である**アンブロワーズ・パレ**が血管を直接糸で縛って止血する**「血管結紮法」**を編み出します。

パレは軍医として従軍したフランス軍のトリノ遠征で兵士の治療に当たり、「近代外科学の祖」とたたえられ、「我包帯す、神、癒し賜う」という言葉を残しています。

こうして、内科医の上に外科医が位置するようになり、さらに17世紀になるとその上に口腔外科医が位置するという序列を作ったのがフォーチャードというフランス人です。

当時は大航海時代で、壊血病（ビタミンC欠乏症）という口腔疾患がはやっていたこともあって、フォーチャードは口腔の状態が全身疾患に関わるということを最初に主張し、これが現代の口腔外科の発展へとつながっていきます。

また、16～18世紀にかけて解剖学が進んだことから、近代西洋医学が発展しました。「近代解剖学の父」と呼ばれる**アンドレアス・ヴェサリウス**が１５４３年に『ファブリカ（邦題『人体の構造についての七つの書』）』を著しました。

その後、イギリスの解剖学者で外科医のジョン・ハンターは、今のように冷蔵庫がない時代、貴重な人間の遺体を使って解剖実験をしていては時間がかかるため、動物を使った比較解剖学を構築しました。そして、外科医の弟子をたくさん育てたこともあって「実験医学の父」「近代外科学の開祖」などと呼ばれ、近代医学の発展に貢献しました。

続いて、19世紀に入ると「免疫学の父」と呼ばれたエドワード・ジェンナーなどが登場します。ジェンナーはイギリスの医学者で、天然痘の予防においてそれまで行われていた人痘接種法より安全性の高い種痘法を開発したことで知られています。

ジェンナーによってワクチン接種が確立される前には、病原体そのものを接種する方法がとられていたために発病して死亡する例が多かったのです。

ちなみに、ジェンナーが免疫学を研究するきっかけになったのは、師匠が感染のメカニズムの実験のために自分の体に梅毒と淋病の膿を接種して死んでしまったからで、弟子だったジェンナーは自分が死ななくて済むように、ワクチンを皮内に接種する方法（種痘法）を編み出したのです。

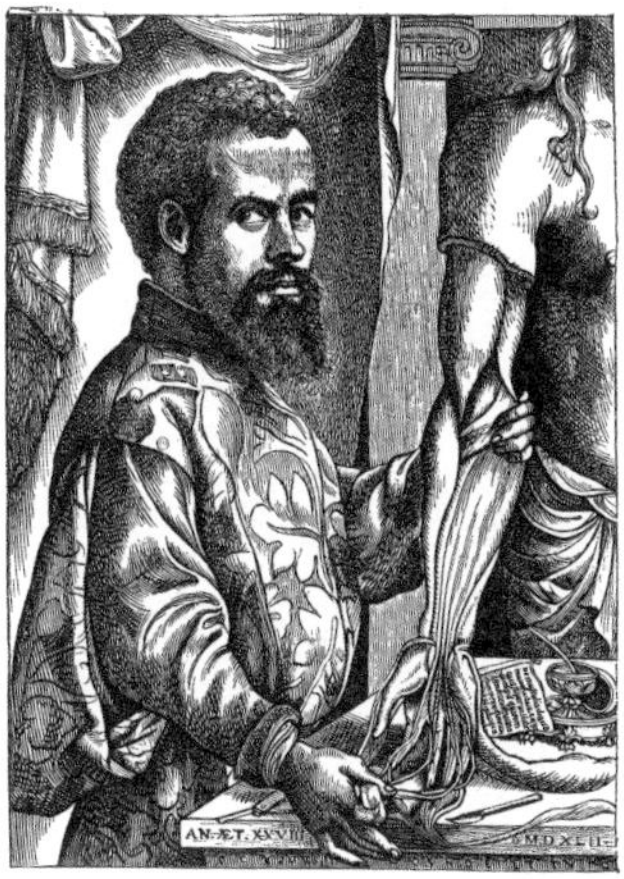

アンドレアス・ヴェサリウス

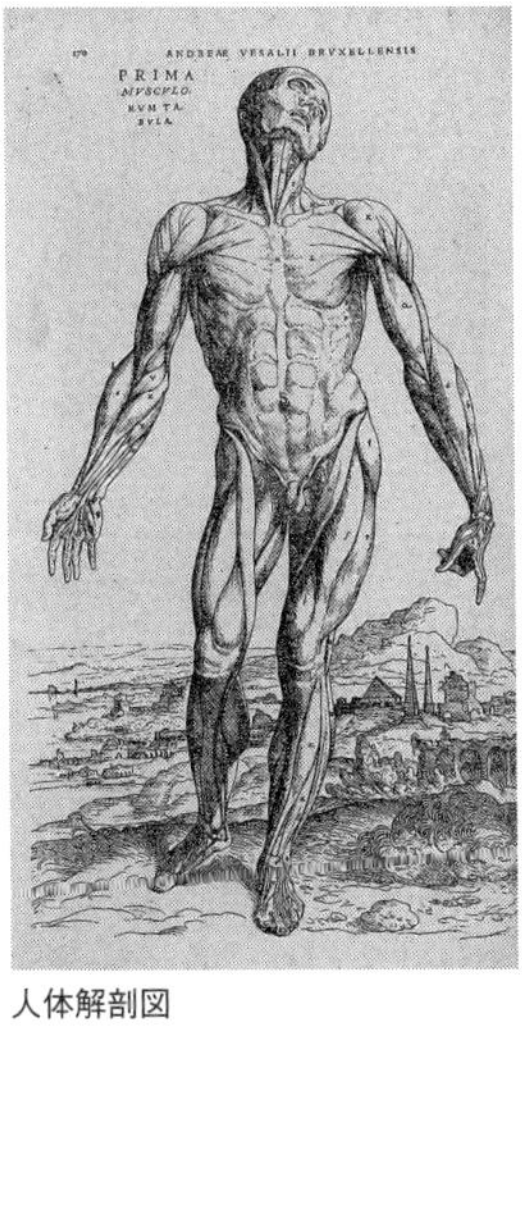

人体解剖図

歯科と戦争によって発展していった麻酔学

アメリカ人歯科医の**ホレス・ウェルズ**によって**「麻酔」**という世紀の大発見がなされたのも19世紀です。

それまでは、たとえば歯の治療をしたければ、台に寝かせた患者の両手両足を縛りつけ、多数の医師たちが総出で患者を無理やり押さえつけて、歯を抜いていました。当然、無麻酔ですからその処置は痛みのあまり死者も出るほどでした。

ウェルズは「笑気ガス」とも呼ばれる亜酸化窒素を吸うことによって痛みなく抜歯ができることに気づきます。「笑気（亜酸化窒素）麻酔」を発明したのです。

ところが、全身麻酔は効き過ぎると死んでしまうことから、のちにアヘン（麻薬）の研究をしていたドイツの薬学者フリードリヒ・ゼルチュルナーが鎮痛作用のあるモルヒネを発見し、このモルヒネが特に軍隊において外傷の苦痛を緩和する処置として非常に需要を高めていきました。

なぜなら、戦いに勝つためには、負傷した兵士の応急処置や外科治療をいち早く行うことが求められたため、消毒や麻酔による戦傷医療が発展していったからです。これが、西洋医学が軍事医学と呼ばれるゆえんです。

やがて、戦争がなくなってくると、今度はモルヒネがまた歯科の抜歯鎮痛剤として用いられるようになったわけですが、要するに、麻酔学は歯科と戦争によって発展していったということです。

また19世紀には、自然科学の発展にともなって**ロベルト・コッホとルイ・パスツール**によって**細菌学**が創始され、コレラなどの感染症の流行によって公衆衛生学などもヨーロッパ全体に広がっていきました。

こうして、それまでの宗教や魔術による治療から、解剖学をベースにした近代医学へと発展を遂げたわけです。19世紀以降の近代西洋医学は、生理学、薬理学、病理学、生化学、衛生学、細菌学などの基礎医学が確立し、それに対応する形で、内科外科、歯科、眼科、産婦人科、整形外科、小児科、精神科などなどいくつもの診療科が新たに生まれていきました。

これは要するに、近代西洋医学は「未病」や「病人」ではなく、「病気」（症状）だけを対象として即物的に治療することを基本としてきたということで、それゆえ伝統医学のような個人主体の医療ではなく医者依存型の医療といえます。

ということは、近代西洋医学は科学的な理論と高度な医療技術を生み出した半面、古来より上医によって行われてきた、自然の一部としての人間を倫理的に扱う巫術や仁術などはまったく考慮されなくなったということです。

明治時代までは「口中医」がもっともレベルの高い医者

では次に、日本の医学がどのような変遷を遂げてきたかを見ていきましょう。

日本では、大化改新にはじまる国家体制の整備にともなって、唐を模倣して医療制度も見直され、「医疾令《いしつりょう》」が定められました。

「医疾令」は、701（大宝元）年、日本最古の法令である『大宝律令《たいほうりつりょう》』と『養老律《ようろうりつ》令《りょう》』に定められた医薬全般にわたる諸規定のことです。中央には典薬寮《てんやくりょう》や内薬司《ないやくし》、地方には国学が設けられ、国家による医師の養成が行われるようになりました。

医生《いせい》は、大療《たいりょう》（内科）・創腫《そうしゅ》（外科）・少小《しょうしょう》（小児科）・耳目口歯《じもくこうし》・針生《はりせい》・按摩生《あんませい》・呪禁生《じゅごんせい》・女医・薬園生《やくえんせい》などを修める必要があり、医生はそれぞれ専門分野に分かれて宮中医師（官医《かんい》）として全国に配置されました。

典薬頭《てんやくのかみ》・内薬正《ないやくせい》・典薬・侍医《じい》・典薬助《てんやくのすけ》・医博士・典薬允《てんやくいん》・内薬佑《ないやくじょう》・医師・針博士《はりはくし》・薬園師・太宰医師《だざいいし》・按摩博士・衛門博士《えもんはくし》・左右衛士医師《さうえじいし》・按摩師・左右兵衛医師《さうひょうえいし》・典薬大属《てんやくだいさかん》・典薬少属《てんやくしょうさかん》・内薬令史《ないやくさかん》などです。

「耳目口歯」というのは、歯科が独立してあるのではなく、耳、目、口、歯はひとつの臓器と見なしていたことから、ひとつの科として専門医が診療を行ったということです。

これが平安末期に「口歯科」となり、さらに安土桃山時代になると「口中科《こうちゅうか》」になっていくのですが、**明治時代までは口中科の専門医である口中医がもっともレベルの高い医者と見なされていました。**

その理由は、口の中には食べ物も空気（外気）も入ってくるので、栄養失調や感染症などを防ぐためには、まず口の中の状態をよく診て適切な処置ができる専門医が必要で、それが未病治療のできる上医だったからです。

そのため、江戸時代までは、幕府や朝廷の中に代々口科を専門とする医者が侍医として従事していました。

一方、下級武士や一般庶民の間でも、予防のためのお歯黒や房楊枝《ふさようじ》を使った歯磨き習慣が定着していきます。

歯の不調については、本道医《ほんどうい》（内科医）や金創医《きんそうい》（外科医）のほかに、歯医、歯医者、牙医《やい》、口中医、歯薬師などと呼ばれる医師たちが、薬の処方や、義歯の処置抜歯などを行い、治療に当たっていました。

口中医の地位が高かったのは、当時の為政者たちが口の中を正常に保つことがいかに重要かをよく知っていたからで、それは病気になってから治そうとしても遅いからです。

２０２３年、岸田内閣総理大臣が副鼻腔炎のため手術入院したことが話題になりました。ですが、昔であれば侍医が副鼻腔炎になる前に治したはずです。それが口中医の仕事だったのです。

ところが、江戸中期に蘭学が入ってきた頃から、それまでの日本にあった医学は大きく変わっていくことになります。

まず、1774（安永3）年に『解体新書』を翻訳した杉田玄白らが、当時は蘭学と呼ばれた西洋医学を導入するようになりました。

実はこの本のもとは、ドイツ人医師のクルムスが書いた『解剖図譜』でした。つまり、**蘭学というものの実際は、ドイツ医学が導入されていったのでした。**

当時のドイツは、解剖学が世界で一番進んでいました。その解剖学をベースにした『解体新書』が訳されて以降、日本の医学・医療は、それまでの中国医学や漢方医学の気や経絡といった概念が完全に切り離されていきました。

そして、明治に入ってもっとも大きく変わったことのひとつが、それまでの口中科・口中医がなくなってしまったことです。

1872（明治5）年、福沢諭吉《ふくざわゆきち》の甥に当たる**小幡英之助《おばたえいのすけ》**という人物が、横浜で診療所を開設していたアメリカ人歯科医**セント・ジョージ・エリオット**に師事したのがきっかけで、結果的にそれまでの口中科が消えて「歯学」へと変貌を遂げることになったのです。

さらに順を追ってくわしく説明しましょう。

日本で「アメリカの医療ビジネス」が確立されていく経緯

まず、1865（慶応元）年9月アメリカからウィリアム・クラーク・イーストレイクが来日し、横浜の外国人居留地108番地で歯科医院を開業します。

ウィリアム・クラーク・イーストレイクは日本における「近代歯科の父」と呼ばれている人物です。それは彼を筆頭にアメリカ人歯科医師たちがやって来て、小幡英之助ら日本人を助手に雇って技術を教え込んでいったからです。

のちに横浜は「アメリカ歯科医学の発祥の地」といわれるようになりました。

実は、ロックフェラー医学の仕掛け人たちは、日本に来る以前に、すでに他のアジア諸国に入り込んでいました。そして次のターゲットは日本とばかりにやってきたのです。

しかし、当時の日本にはすでに口中科があり、彼らはそのレベルの高さに驚きました。そのため、いったん本国に戻り、幕末の混乱期に改めてウィリアム・クラーク・イーストレイクらアメリカ人歯科医を日本に送り込んできたのです。

彼らは、「日本はちゃんと医科と歯科を分けていないのが野蛮だ。別に歯学部を作りなさい」と指示し、それに忠実に従ったのが小幡英之助だったのです。

その後、日本では１８７４（明治７）年発布の「医制」第37条に基づいて、翌年２月から東京、京都、大阪の三府において「医術開業試験」が実施されることが決定されます。

そして、「歯科」の専門試験の創設を強く願っていた小幡英之助に対し、附免状（歯科医籍第1号）が与えられることになったのでした。

１８７９（明治12）年には新たに「歯科」の試験科目が加えられ、その4年後に30名の「歯科」の医師が登録されます。

さらに１８８５（明治18）年には「歯科医籍」が創設されて、歯科の医師はそれまでの「医籍」から除かれることになります。

法的には１９０６（明治39）年、医師法・歯科医師法の制定によって医科と歯科とは完全に分離され、これ以降、医師と歯科医師は法的に別個の存在となったのです。

こうした流れが何を意味するかといえば、**未病の段階で対処できるそれまでの口中医がいなくなって、歯科技術だけを扱うアメリカ式の歯科医になってしまった**ということです。

口中科は英語でStomatology（ストマトロジー）、口中医のことをストマトロジストといいます。これは本来、口腔《こうくう》咀嚼《そしゃく》医《い》という意味です。

つまり、食べたものをちゃんと咀嚼できるように噛み合わせを調整することで、さまざまな病気を予防できる技術を持っていたのが口中医だったのです。

ところが、小幡英之助が「私は歯科医師」と自称したことで口中科が歯科にすり替えられて、それまでの伝統的な個体医学の領域から完全に切り離されてしまったというわけです。

これはある意味、小幡英之助が、アメリカ人に洗脳されてしまった結果ともいえるでしょう。

移民の国であるアメリカ合衆国には王様がいないので、当然侍医は必要ありませんでした。そんな中、アメリカ人の歯科医たちからすると未病の段階で治してしまう口中医は邪魔な存在だったに違いありません。彼らには、「こんな連中（口中医）を医者の仲間に入れておくと、自分たちの医療ビジネスが発展しない」との思惑があったのではないかと私は推察しております。

この件については、次節でくわしくお伝えします。

アメリカ式の近代歯科医学・医療を日本に広めたのは小幡英之助のほかに、代々福岡・黒田藩の口中医を務めた伊澤道盛《いざわみちもり》、1872（明治5）年に渡米しサンフランシスコで歯科を学んだ高山紀齋《たかやまきさい》です。

そして、その3名が発起人となって日本に「歯科医会」を設立し、それが1903（明治36）年に大日本歯科医会（現在の日本歯科医師会）へと発展します。

こうして、日本でもアメリカ式歯科医療のビジネスモデルが作り上げられました。つまり、従来の医学教育から歯学が除かれて、歯科医になればほかの医者よりももっと儲けられる仕組みができたというわけです。

世界の石油王が医学界占有にこだわったわけ

アメリカのロックフェラーが、日本の伝統医療の流れを止めようとしたのにはわけがあります。

その真相は別に陰謀でもなんでもなく、いたってシンプルな計画のためです。その計画を理解するために、改めてロックフェラーとはいかなる財閥なのかを知っておく必要があります。

世界三大財閥といえば、ロスチャイルド、モルガン、そしてロックフェラーです。ヨーロッパではロスチャイルドの支配力が強かったものの、アメリカではモルガンやロックフェラーが超巨大財閥として君臨するようになり、アメリカが世界の強大国になるにつれて両財閥の勢力も拡大していきます。

特にロックフェラー財団は石油産業をはじめ、銀行、鉄道、自動車、空運、化学、情報通信といったあらゆる分野に進出している、アメリカ最大の財閥となりました。

そのスタートは、１８５９年にはじまったペンシルベニア・オイルラッシュにおいて、石油の精製と流通で莫大な富を得たことです。

それまでのアメリカは綿花しか採れない貧しい農業国でした。

しかし、石油に利用価値があることがわかり、１８５９年から１８７０年代初頭にかけて北西ペンシルベニアで石油生産ブームが巻き起こります。そこにいち早く目をつけたのが**初代ジョン・ロックフェラー**（１８３９〜１９３７年）でした。

「将来、石油が急成長して莫大な富を生み出すに違いない」と確信したジョンは、銀行から融資を受けて石油の精製を行う工場を購入し、１８７０年にスタンダード・オイル社を設立、やがて、石油市場の90パーセントを占拠するほどの大企業となったのです。

ロックフェラー財団は今や総資産がアメリカの国民総生産の50パーセント以上、国内総生産の２割に匹敵するともいわれています。49ページにある企業例のほかに、アメリカの10大保険会社のうち６社、多国籍企業２００社を支配しているそうです。

また、アメリカのＷＡＳＰ（ホワイト・アングロ＝サクソン・プロテスタント）と呼ばれるエスタブリッシュメントの中でも最強とされるのがロックフェラー財団で、アメリカの政財界保守主流派と太いパイプを持っています。

このように、ロックフェラーが「世界の石油王」と呼ばれるほど莫大な資産と絶大な権力を得ることができたのも、1870年に設立したスタンダード・オイル社によって石油市場を独占し、アメリカ初のトラストを結成したことに端を発します。

つまり、原油の採掘、生産、精製、輸送、販売までの全段階を統合的に行い、シェアを寡占することによって自分たちでルールを決め、原油からさまざまな石油製品を作り出してあらゆる用途向けに販売する方法を編み出したのです。

石油化学製品にはガソリン、ナフサ、灯油、軽油、重油、潤滑油、アスファルト、パラフィン、液化石油ガスなど各種あります。これらは原油を成分ごとに分離して精製されます。

そして精製された石油製品はあらゆる分野で消費され続けるため、半永久的に莫大な利益を得られる仕組みを作れたのです。

プラスチック、合成繊維、塗料、合成洗剤、界面活性剤、薬品、肥料などの化学製品もすべて石油由来のものですが、ロックフェラーが特に力を注ぎ続けている商品が、

ロックフェラー財団の傘下にある企業例

エクソンモービル（旧スタンダード・オイル）
メリル・リンチ
ディロン・リード
モルガン・スタンレー
ケミカル
チェース・マンハッタン銀行
GE（ゼネラル・エレクトリック）
アライド・ケミカル
GM（ゼネラル・モーターズ）
ボーイング
ペプシ
NBC
AP通信（ロスチャイルドと重なる）
US・ニューズ＆ワールド・レポート
ウォール・ストリート・ジャーナル
CNN

石油から作られる医薬品（薬剤）です。

彼らは、「病人」を永久に作り出すことができれば、薬を永久に売り続けることができることに気づいたのです。

ロックフェラー医学が世界を支配する経緯

では、病人を永久に作り出すためにはどうすればいいか。

それには未病の段階で治せる上医を排除する、つまり予防ができる優秀な医者たちを医学界から追い出してしまえばいい。

しかも、王様や侍医のいないアメリカならそれが容易にできる。

ここから、ロックフェラー医学が世界を支配するようになります。

まず、アメリカの医師会の中で、**ジョージ・シモンズ**と**モリス・フィッシュベイン**の2人が、それまで主流派だったナチュロパシー（自然療法）やカイロプラクティック、ホメオパシー学派の医師たちを非難する宣伝・広告を打ちはじめます。

そして、彼らを廃業に追い込むと共に、**アロパシー学派**という圧力団体を新たに組織しました。

ホメオパシー医学はイギリス王室の伝統的な医学であり、未病の段階から行える副作用のない自然療法です。

ホメオパシー医学は19世紀に欧米を中心に世界各地に広まりましたが、これは中国医学の鍼や漢方薬、西洋の伝統的なハーブ療法やアロマセラピー、あるいはアメリカで創始されたカイロプラクティックなどと同じで、こうした療法は本人の自己治癒力（自然治癒力）を高めて治すことが基本、つまり個体医療です。

それに対して、**アロパシーというのは副作用のある新薬（医薬品）を用いて画一的な治療を行う現代医学で、患者が病気になってからアプローチする対症療法です。**

1847年にアメリカ医師会が設立された当時は、ホメオパシー学派の医者の人数はアロパシー学派の2倍以上いました。

ところが、もともとはホメオパシー医であったジョージ・シモンズらがロックフェラーから資金援助を受け、そのお金でナチュロパシーやホメオパシー学派を攻撃するようになり、医者や大衆に向けて西洋薬（新薬）を中心としたアロパシー医学へと先導していったのです。

当時、シモンズはアメリカ医師会誌の編集主幹を務めていて、「一人ひとりの医師会会員がこの仕事で常に儲けるためには医者の数が制限されなければならない」と主張して政治権力の行使を呼びかけ、その資金源がロックフェラーだったのです。

つまり、ロックフェラーは、シモンズらをけしかけてアメリカの医療業界を独占すれば、石油トラストなどよりもさらに莫大な利益をもたらす可能性があることに気づいたのです。

その結果どうなったかというと、アメリカ医師会は１８６０年から20世紀初頭にかけて、倫理規定に**「会員はホメオパシー診療を行う医師に相談してはならず、ホメオパスを受診している患者を治療することも許されない」**という条項を設けました。

くしくも、これは日本が医歯一元論からアメリカによって医歯二元論にされ、医科と歯科が分断してしまった時期と重なります。

アロパシー医学によって薬物・対症療法が広がる

そうなると、当然ながらアロパシー学派は大手を振って人体実験のように患者に対していろんな新薬を試すようになりました。しかし薬物による対症療法なので根治には至りません。

その結果、病人は減らないどころか増え続け、アロパシー医だけがどんどん儲かるようになります。

要するに、**薬漬け＆金儲け主義のロックフェラー医学を浸透させることで、結果的に伝統医学がほぼ根絶やしにされ、アメリカ医師会はアロパシー派独占の暗黒時代へと突入していった**のです。

本来なら患者の自己治癒力を高める個体医療を重んじ、高度に精神性や倫理観が要求される医者の世界は終焉を迎えてしまいました。

こうして、ロックフェラーは医学界を独占支配することで、さらに莫大な利益を得ていったわけです。

その後も彼らは留まることはなく、医薬品の市場拡大のために、プリンストン高等研究所の創設に携わった化学者のエイブラハム・フレクスナーにレポートを書かせて、アロパシー医学を世の中に広めるためのキャンペーンを行いました。

そして、「ロックフェラー医学研究所」（現在のロックフェラー大学）を設立して、医学研究や医学教育を支配し、アロパシー医学の教育で一定の基準を満たした者にだけ医師免許を与えるようにしたのです。

アロパシー医学は、症状を抑えるために新薬を大量に消費し、開発し続けなくてはいけないのでそこに製薬会社との利権が生まれます。そうなると、薬の認証を得るための賄賂や汚職が横行するようになり、市場原理によってより多く薬を売りさばくための誇大広告や嘘の宣伝も行われるようになります。

そして、**社会全体に石油化学薬品による毒が蔓延し、新しい病気が作られて世界中に病人が増え続ける……**。

けれど、一般大衆はこのカラクリを知らないし、病気になったら医者がいう通りに薬を飲めば治る、と信じるしかありません。信じているから、いくら副作用があっても薬を手放そうとはしない。
もちろん、これはワクチンも同じことです。

このようにして、ロックフェラーをはじめとする巨大財閥やロスチャイルド家などの金融メジャーは、大手製薬会社（ビッグ・ファーマ）、アメリカ医師会（ＡＭＡ）、アメリカ食品医薬品局（ＦＤＡ）、アメリカの保健福祉省（ＨＨＳ）、アメリカ疾病管理予防センター（ＣＤＣ）、世界保健機関（ＷＨＯ）などを次々と支配下に置きながら、世界の保健医療行政をコントロールできる巨大な権力を持つようになったのです。

第３章

ロックフェラー医学と失われていく大和魂

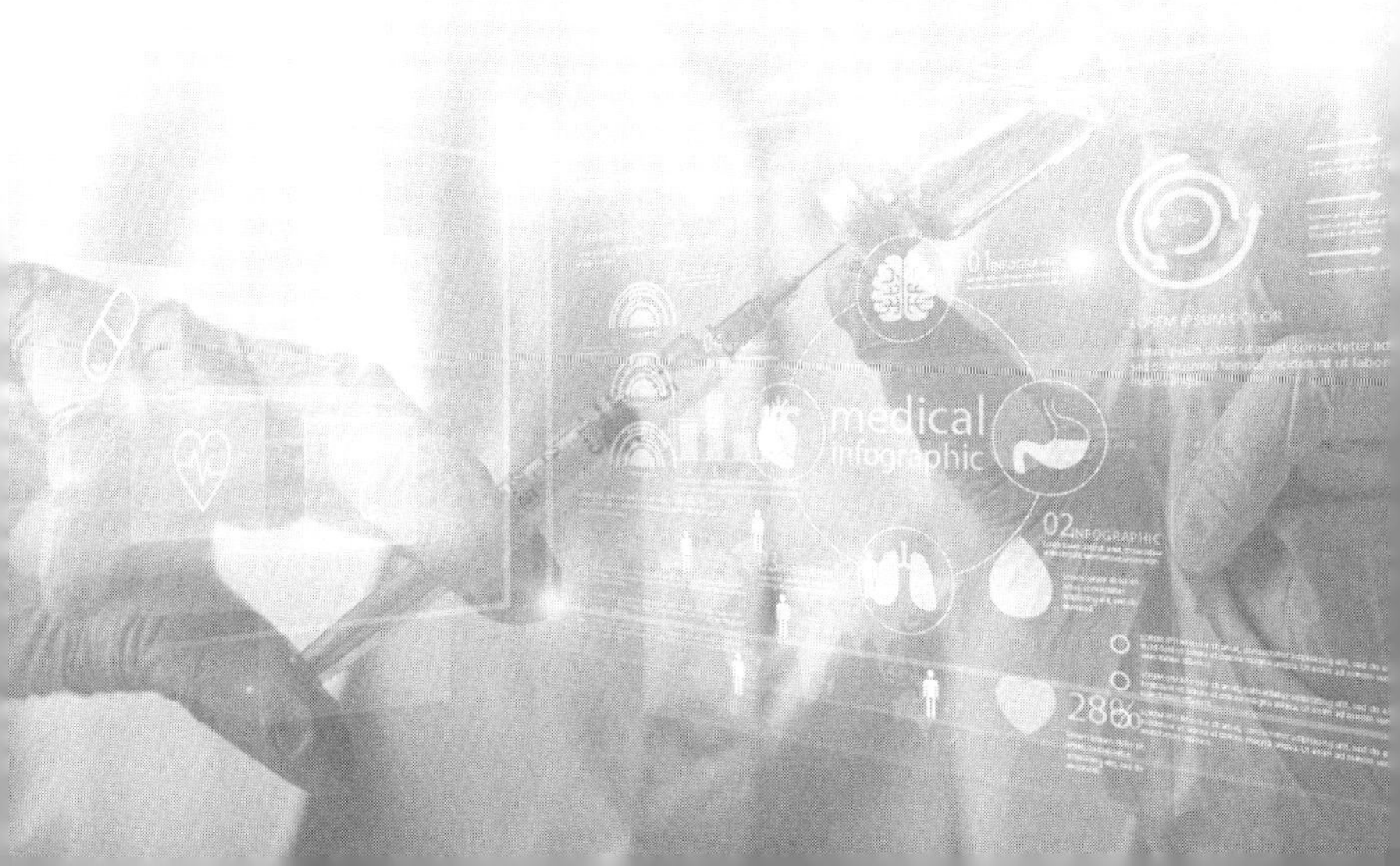

幕末から昭和、諸外国からの圧力は勢いを増す

江戸幕府はキリスト教を禁じましたが、それはキリスト教を隠れみのに植民地化しようと目論んでいた欧米列強の介入を避けるためでした。

特に、警戒していたのが英国のロスチャイルド家です。

初代マイアー・アムシェル・ロスチャイルド（1744～1812年）は、5人の息子をヨーロッパ各地へ配属し、情報伝達体制を徹底させました。特に頭角を現したのが、イギリスを任された三男のネイサン・ロスチャイルド（1777～1836年）でした。

ロスチャイルド家は、あらゆる戦争をビジネスチャンスにしてきました。

当時、イギリスはインドでケシを栽培し、ケシから作られる麻薬のアヘンを清国商人に売って巨額の利益を得ていました。それがきっかけとなり、清との間でアヘン戦争が勃発します。

その**アヘン貿易でロスチャイルド家とエージェント契約を交わしていたのが、**

ジャーディン・マセソン商会です。

ジャーディン・マセソン商会は、スコットランド人のウィリアム・ジャーディンとジェームズ・マセソンの２人が１８２８年に提携して設立した貿易会社です。

ウィリアム・ジャーディンはもともと東インド会社の外科医でした。ところが、アヘン貿易が儲かることに目をつけて、医師を辞め貿易商に鞍替えして暴利を貪《むさぼ》りつくしていたのです。

そして、ロスチャイルド家がウィリアム・ジャーディンと共に次に目をつけた国が、日本でした。

ちなみに、日本はそれまで〝鎖国していた〟とされていますが、実は鎖国ではなく、日本の植民地化を狙っていた欧米列強、要はロスチャイルド家とつき合わないようにしていただけで、出島を通じて他の国と取引をしながら海外からの情報も得ていました。

しかし、そこにアメリカ海軍提督ペリーが自分たちの捕鯨目的のために日本に開国を迫ってきて、結局、日本は不平等な条約を受け入れて開国せざるを得なくなったのです。

彼らがなぜ日本に開国を迫ったかというと、当時はまだ石油が登場しておらず、欧米列強は燃料となる鯨油を採取するために世界中の海で捕鯨をしていたからです。

しかし、乱獲によって大西洋ではクジラが激減したため、捕鯨船は東太平洋からさらに西太平洋へと進出していきました。ですが、長期航海にともなって燃料補給の問題が出てきたために日本に開国を迫ったというわけです。現在では「捕鯨禁止」などといっている欧米ですが、ご都合主義が甚だしいことが歴史的事実からわかります。

そこで、外国資本としてはじめて日本に入ってきたのがジャーディン・マセソン商会だった、というわけです。

彼らは、明治政府の母港になった横浜を拠点として、伊藤博文らをロンドンに留学させる際に長州藩を支援したり、グラバー商会を通じて坂本龍馬の亀山社中を支援したりするなど、討幕派を後押ししていきました。

しかしその一方で、幕府に対してもアームストロング砲など南北戦争で余った武器を提供し、内戦を煽る形で自分たちの利益を上げていったのです。

要するに、**ジャーディン・マセソン商会は、大英帝国と巨大財閥ロスチャイルド家の尖兵として日本を買収する工作を行っていた**のでした。

ちなみに、そのジャーディン・マセソン商会の初代横浜支店長に就任したのが第45代内閣総理大臣を務めた吉田茂《よしだしげる》の養父に当たる、吉田健三《よしだけんぞう》です。吉田健三はわずか19歳で支店長に抜擢され、日本政府を相手取って武器や軍艦、生糸の取引に成功し、わずか3年後に支店長職を辞しています。

吉田健三の養子であった吉田茂が、軍人でもなく皇族でもないのにのちに総理大臣になれたのもロスチャイルド家とつながっていたからです。吉田茂は総理大臣になった後、第二次大戦後にアメリカから30億ドルの借款をしましたが、それもロスチャイルド家の親戚であるサッスーン財閥から借りたものです。

このことからも、幕末から昭和にかけて日本がロスチャイルド家の強い影響下にあったことは明らかです。

富国強兵のために西洋医学が主流となる

こうしてロスチャイルド家が討幕派を後押しし、日本は開国せざるを得なくなります。

開国によって、今度は外国勢力に負けないために、国のあり方を模索しなければいけなくなりました。根本的に変える必要に迫られ、日本は富国強兵策を取るようになります。

そしてそれにともない、それまで**免許制度のない漢方医を中心とする医療から、戦争に勝つための医学、軍事医学への大転換**がはかられていきました。

まず、1868（明治元）年3月、新政府は「西洋医学採用の被仰出書《おおせいだされしょ》」によって西洋医学を採用する方針を打ち出しました。

そして、1874（明治7）年には医師を免許制とする制度が導入され、続く76年には新たに免許を受けようとするものは洋方六科試験合格が必要となることが、内務省から通達されたのです。漢方医を志す医師であっても、西洋医学を学ぶことが必須とされるようになりました。

　こうした新政府の方針によって、西洋医学校を設立する藩が相次ぎ、中でも財政豊かな藩は外国人教師を雇い入れるようになりました。

　こうして、西日本を中心に多くの藩立病院が開設され、その後の廃藩置県によって県立病院に変わって、西洋医学（アロパシー医学）が全国に導入されていったのです。

　つまり、開国によってロックフェラー医学に乗っ取られた面もある一方で、**富国強兵策によって強い軍隊を下支えするために、西洋医学を導入せざるを得なくなった側面もあった**ということです。

　とはいえ、済生会病院は、明治天皇が生活困窮者を救済するために1911（明治44）年に創設された病院で、これは軍医を育てるための他の医大病院とは違っていました。

　明治天皇は、時の内閣総理大臣桂《かつら》太郎《たろう》に対して「恵まれない人々のために施薬救療による済生の道を広めるように」と私財の一部を提供され、桂総理大臣はそれを基に全国の官民から寄付金を募って恩賜財団済生会を創立したのです。

しかし、それ以外は主に軍医が主導して西洋医学の教育が行われました。

大日本帝国陸軍において、初代軍医総督を務めたのは松本順《まつもとじゅん》（旧名は良順《りょうじゅん》）という軍医です。オランダの軍医に師事した松本は、西洋医学所頭取、将軍侍医、幕府陸軍軍医でもありました。

軍医の育成が行われたのは、帝国大学と「旧六医大」と呼ばれる医学専門学校で、旧六医大は現在の千葉大学、岡山大学、新潟大学、長崎大学、金沢大学、熊本大学の医学部の総称です。これらの大学は、旧官立大学として１９１９（大正８）年の大学令施行により国によって設置されました。

行政機関としては、１８６８（明治元）年に政府が西洋医学採用の方針を発表した後、１８７２（明治５）年に文部省内に医務課が設置されます。

１８７４（明治７）年には医療制度や衛生行政に関する各種規定を定めた「医制」が発布されました。

そして、１８７５（明治８）年に衛生行政が内務省に新設された衛生局へ移管された後、初代陸軍大臣大山巌《おおやまいわお》が、国民の体力向上、結核等感染病対策、疾病軍人や戦死者の遺族に関する行政間の折衷を働きかけ、内務省衛生局と社会局を分離独立させて厚生省の前身ができます。

体の丈夫な兵隊を作るために設置された「厚生省」

明治の新政府は、その後、日清・日露戦争に突入していくことになるのですが、1904（明治37）年からはじまった日露戦争では莫大な戦費が必要となります。その際、日本国債を買ったのが、ロスチャイルド家の代理人ジェイコブ・シフというユダヤ人でした。

ところが、ロンドン・アメリカのロスチャイルド家が日本に投資するその一方で、パリのロスチャイルド家はロシアに大量の投資をしており、戦争当事国の両方に投資をして儲けるのが彼らの常套手段だったのです。

そして、日本はロシアに勝ったものの、日露戦争のときに発行された外債は、すべて日本政府負担となりました。以降の元利償還が日露戦争後の日本にとって重い負担となったのはいうまでもありません。

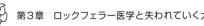

しかも、1877（明治10）年代にコレラが大流行し、日露戦争後にはスペイン風邪の世界的大流行で結核になる日本人が多く出ました。

さらに、日中戦争を経て太平洋戦争へと突き進んでいく中で、農村部の疲弊を背景に国民の健康状態が悪化し、出生率も低下、結核死亡率も1932（昭和7）年を境に再び増加に転じていました。

こうした状況のもとで、徴兵検査を合格する若者、つまり**体が丈夫で兵士に適する者が激減**します。

そんな状況を受けて、当時の陸軍大臣であった寺内寿一の発案を機に、軍医総監で陸軍省医務局長だった小泉親彦《こいずみちかひこ》が、政府に積極的に働きかけて設立をみたのが「厚生省」です。

厚生省ができたのは1938（昭和13）年1月、近衛文麿《このえふみまろ》内閣のときです。

当時、近衛内閣の組閣に当たって陸軍と近衛の間に密約があったのではないかといわれるほど、その中身は陸軍省医務局の提案に添ったものでした。

それは、1937（昭和12）年、盧溝橋事件が日中間の全面戦争へと拡大していく中、とりわけ国民の体力向上を望んだのが軍部（陸軍省医務局）だったからです。
厚生省が設置された3ヶ月後には「国家総動員法」が公布され、あらゆる経済活動と国民生活が戦争遂行という一点のために制限されたことからも、厚生省の主目的が兵隊の招集にあったことは容易に想像できます。

現に、１９４０（昭和15）年には国民体力法が制定されます。

10代後半の男子には体力検査が行われ、重症の結核患者には療養所に入所しての治療、筋骨薄弱者や軽症者、回復期患者等には健民修練所での療養および修練を行う等の指導措置が取られました。こうした保健指導を行うために全国に保健所が整備されていったのです。

そして、終戦後、陸軍省と海軍省が廃止されて、軍人の引き揚げ事業が厚生省に移管されたことから見ても、厚生省の創設は戦時体制の産物だといえるでしょう。

要するに、徴兵制のもとで丈夫な体の兵隊を確保する目的で軍属主導によって作られたのが厚生省であって、一般国民の健康増進をはかるために設置されたわけではなかったのです。

これは、ヨーロッパと同じように強い軍隊を作るため、つまり軍医を育成する目的で西洋医学（軍事医学・ロックフェラー医学）が発展してきた経緯と同じです。

ロックフェラー医学を持ち込んだ公衆衛生福祉局

日本において、明治までの民間の医療家たちは各自が独立していて個人開業が多かったため、戦争や国際情勢に呼応する形で発展してきた組織的な西洋医学（戦時医学）には歯が立たなかったともいえるかもしれません。

私の家系もそうですが、江戸時代までは代々続く漢方医が大半で、自宅で療養している病人を往診し、薬を処方する医療（現在の訪問診療）が一般的でした。

私の高祖父は鍼灸師でありながら修験道《しゅげんどう》の御嶽行者《おんたけぎょうじゃ》でもありましたが、昔は私の高祖父のように他に仕事を持ちながら薬草などで病人の治療に当たっていた在野の医師がほとんどだったのです。

つまり、その頃の日本では、患者を入院させて治療するというような考えがなかったわけで、例外としてあったのが、１７２２（享保７）年に徳川吉宗が薬草園と共に設立した小石川養生所でしょう。

小石川養生所は貧民救済施設として薬草を使った治療を行っていましたが、この養生所も明治新政府の漢方医廃止の方針によって間もなく閉鎖されました。

戦時下に厚生省が設置された後、ロックフェラー医学の日本進出はさらに加速していきます。

ＧＨＱ（連合国軍最高司令官総司令部）による占領期、日本の医療福祉・社会保障の分野でも「サムスの改革」と呼ばれる改革が実施されたのです。

当時、アメリカ陸軍軍医准将だったクロフォード・Ｆ・サムスが、ロックフェラーに対して「占領期終了後の日本に、公衆衛生福祉諮問委員会を設置するように」と進言します。

１９４５（昭和20）年10月2日、ＧＨＱの発足と共に**公衆衛生福祉局**（ＰＨＷ）が設置されました。そして、サムスは自らＧＨＱ公衆衛生福祉局長の座に就いたのです。

翌年６月に総務、歯科、獣医、予防医学、看護、福祉、社会保障、病院管理、供給、人口動態統計等の各課が置かれ、その後も組織の改編は何度か行われました。

公衆衛生福祉局が主導し、厚生省の再編、医術・歯科医術・看護等の分野の改革が行われていきます。当然、それにはGHQとロックフェラーの意思が反映されていくのです。

衛生・保健所制度、医療制度・医学教育、製薬・医療品産業、社会福祉、社会保障などにおいて、アメリカ型の新制度が適用されていったのです。

これはアメリカ医師会においてホメオパシー学派が排除されたのと同じで、鍼灸や漢方を中心とした東洋医学や口中医を完全に排除して、日本にも薬物療法を中心とする西洋医学（アロパシー医学）に基づいた保険・医療・福祉行政が徹底されたということです。

こうして、終戦直後から対米従属路線を敷かれた日本国において、ロックフェラー医学は一層強化されていきました。

医大が受けるロックフェラーからの資金

世界の金融を牛耳るロスチャイルド家に比べて、ロックフェラーがあまりダーティーなイメージを持たれにくいのは、石油で大儲けをした資金の一部をさまざまな慈善活動にまわしているからかもしれません。

ロックフェラー財団がカバーしている分野としては、

①医療、医学教育、健康、人口科学
②農業、自然科学
③芸術、人文科学
④社会科学
⑤国際関係

これら5つであり、世界中から数千人の科学者や研究者が財団の研究員として、あるいは奨学金をもらって最先端の研究をしています。

とりわけ、**ロックフェラーがもっとも力を注いだのが医療と医学教育**です。

アメリカではハーバード大学、イェール大学、プリンストン大学、コロンビア大学をはじめ、数多くの医学校へ多額の資金援助を行っています。

ロックフェラー医学研究所を前身とするロックフェラー大学は、これまでにノーベル賞の受賞者を23名も輩出しています。

ただし、医学部・病院などがロックフェラーの補助金を受けたかったら、**「ホメオパシー医療を捨て、石油原料の医薬品を使う」**という規定をクリアする必要があるので、あくまで薬物療法を中心としたアロパシー医療または医学に対する支援に他なりません。

ロックフェラーによる医薬独占体制の実態については、ユースタス・マリンズ氏の著書『医療殺戮』（ヒカルランド）にくわしく述べられています。

前述したように、戦後日本もＧＨＱの占領政策によって、アメリカ同様にロックフェラー医薬独占体制下に置かれました。

１９１６（大正５）年12月に発足した「日米医学交通委員会」によって、アメリカのアロパシー医学を日本に本格的に導入する手はずが、すでに整えられていたのです。たとえば、野口英世がロックフェラー医学研究所で研究に従事していたことはよく知られています。

他にも、同委員会によって選出された日本の医学博士が、ロックフェラー財団の後ろ盾を得て、アメリカやカナダの臨床医学を視察するために出向いています。

・**京都帝国大学の藤浪《ふじなみ》鑑《あきら》（病理学）**
・**東京帝国大学の三浦《みうら》謹《きん》之助《のすけ》（内科学）**
・**北里研究所の秦《はた》佐《さ》八郎《はちろう》（細菌学）**
・**九州帝国大学の宮入《みやいり》慶《けい》之助《のすけ》（寄生虫学）**
・**東京帝国大学の長与《ながよ》又郎《またお》（病理学）**
・**東京慈恵会医科大学の高木《たかぎ》喜寛《よしひろ》（外科学）**

そして、1920年代末から30年代にかけて、ロックフェラー財団からアメリカの生物学者が慶應義塾大学医学部や東北帝国大学理学部に派遣されるなど、次々に日本の主要な大学にアロパシー医学＝ロックフェラー医学が導入されていったのです。

また、ロックフェラー財団は、資金面でも1938（昭和13）年の公衆衛生院の設立からはじまって、聖路加国際病院を介した日本の看護教育への支援、戦後は国立遺伝学研究所における研究プロジェクトに対する支援等々を行い、その影響力を行使していきます。

このように、**アメリカでも日本でも医学部自体にロックフェラーの資金が入ってい て、日本においてはすでに大正時代からロックフェラー医学が浸透していた**のです。

そして、今なお、薬漬け医療による対症療法はずっと続けられています。

ところが、現実はどうかといえば、**明らかにがんやアレルギーなど自己免疫疾患が爆発的に増えている。**これは動かしがたい事実です。

しかもそれだけではありません。ロックフェラー家3代目当主のデービッド・ロックフェラーは、2017年に101歳で亡くなるまで「外食せず」「水道水は飲まず」「有機野菜の完全ベジタリアン」という健康法を続け、薬を飲まず、医者にもかからなかったそうです。

なんと、彼は、薬物中心のロックフェラー医学で良しとされていることをすべて拒否していたのです。

デービッド・ロックフェラーはチェース・マンハッタン・コーポレーションの会長兼最高経営責任者（CEO）を務めたアメリカの銀行家であり、実業家ですが、ロックフェラー大学（前ロックフェラー医学研究所）の名誉総長でした。

そのデービット・ロックフェラーが、自分たちが世界中に広めてそれで大儲けしてきた医薬品を拒絶していたというのですから、まさに「医療マフィア」と呼ばれても反論はできないでしょう。

個の違いを無視した「疫学」と「公衆衛生」

ロックフェラー医学が世界を席けんしてきた大きな理由のひとつが、「疫学」や「公衆衛生」という概念を生み出したことです。

疫学の研究対象は伝染病です。そのため、「個人」ではなく、「集団」を対象として病気の発生原因や流行状態、予防などを研究します。同様に、公衆衛生も集団を対象にした衛生学です。

その公衆衛生学において世界最古で最大の規模を誇っているのが、ロックフェラー財団の寄付によって1916年に設立されたジョンズ・ホプキンズ衛生学・公衆衛生学校（現：ジョンズ・ホプキンズ・ブルームバーグ公衆衛生大学院）です。

ジョンズ・ホプキンズ大学は、世界屈指の医学部を有するアメリカ最難関大学のひとつです。新型コロナウイルスの世界の感染者数を集計して、リアルタイムで配信したことでも注目を浴びました。

また、ロックフェラー財団の資金援助によって、日本も含め、世界各地に公衆衛生の専門校が設立されています。

こうしたことからも、公衆衛生の分野においてもロックフェラーが頂点に君臨していることがよくわかります。

しかし、そもそもこの疫学や公衆衛生という概念は、ワクチンと同じで個体（個人）差をまったく無視していて、「ヒトは全員同じである」という一律主義の考え方に立っています。

つまり、こういうことです。

そもそも、人類は平等だから免疫力も平等であるはずだ。

しかしながら、現実は、免疫力は平等ではない。

それゆえ「疫学」という学問を作り出して、どのような場所・職業・人種に病気が多いかを調べ、その人たちが病気にならないために「公衆衛生」や「予防医学」を構築し、病気になる前に予防接種＝ワクチンを打って平等にしてあげよう。

そして、精神面を含めた予防医学のために、児童精神医学を確立し、自閉症、アスペルガー症候群、学習障害、注意欠陥・多動性障害といった「発達障害」という分野の新しい病名を山ほど作り出しました。未発達の子どもに対し、「平等化」を押しつけてきたのです。

このように、すべての考え方の根底には、「人間はすべて平等であらねばならない」とする平等・人権思想があるのです。現在のＬＧＢＴＱ＋もこの思想の延長線上にあるのです。

これは一見、人道主義のように見えますが、実はここに大きな落とし穴があります。というのは、特に戦後において、占領軍、つまりアメリカ政府やロックフェラーが持ち込んだ平等・人権思想は、実は共産主義思想に基づく極めて政治的な概念だからです。

共産主義思想は、すべての資本（土地やお金、生産手段など）を国民が共同で所有し、平等に分配するという建前のもと、国民はあらゆる面において平等だから資本家を打倒すればやがて階級も政府もなくなるはずだと主張します。

この思想はカール・マルクスなどのユダヤ人によってもたらされたのですが、この共産主義思想を「民主主義」という名目で戦後日本に持ち込んだのが、実は隠れ共産主義者だったフランクリン・ルーズベルトを淵源とするアメリカ戦略情報局です。

つまり、左翼思想に基づいてアメリカ型の日本改造計画が行われ、それを仕掛けていたのがマッカーサー率いるＧＨＱだったのです。

※参考：『戦後日本を狂わせたＯＳＳ「日本計画」』（田中英道 著・展転社）

鮭の一生に見る、オスとメスの役割の違い

ここで私が何をお伝えしたいのかといえば、ヒトを含めてすべての生物はそれぞれに役割や個体差があって決して同じではない、つまり**平等にはできていない**ということです。

そこで私がよく例に挙げるのが、「鮭《しゃけ》の一生」です。

鮭は冬に川底の砂利の間で生まれ、しばらくの間は砂利の中で暮らし、やがて稚魚まで成長するとそこから出て春にかけて海へ下ります。

しかし、その稚魚の生存率はわずか13パーセントで、ほとんどの稚魚が鳥や動物に食べられてしまいます。

そのわずか13パーセントの稚魚が海に入っていくのです。体長が2、3ミリほどしかなかった稚魚も、成長すると1メートルぐらいまで大きくなります。

成長した鮭は、産卵のために母川回帰本能にしたがって自分の生まれた川に戻っていくのです。4年間かけ、10万キロも泳いで戻るのですから驚きです。

その間、セイウチやアザラシなどに食べられる個体もいます。運よく川に戻ってきた鮭も、流れに逆らって飛び跳ねながら進むため、浅瀬のゴツゴツした岩などに当たって体中傷だらけになります。当然、そこで力つきる個体も少なくありません。

無事に生き残った鮭の群の中で、意気投合したオスとメスのひと組のカップルが生まれると、オスは顎《あご》が伸び、メスは産卵に適した体つきになって、やがて底が砂利でわき水があるところを探します。

すると、その場所にメスが卵を産むくぼみ（産卵床）を掘って、数回に分けて放卵を行い、オスは他のオスが近づくのを防ぎながらメスに寄り添います。そして、そこにオスが放精をくり返して受精が行われます。

産卵が終わると、卵を外敵から守るために産卵床を砂利で覆います。このような産卵行動が3～5日にわたって行われ、やがてメスは力つきて死んでしまいます。

メスの鮭が息を引き取るまで、オスはメスと産卵床を守り、またオスたちは自分の妻だけではなく、群れにいる全部のメスと卵を守ります。

メスたちは卵を産むことで新しい命にバトンタッチをし、生まれた子どもたちはそのお母さんたちの体を食べて命をつなぎます。

もちろん、ペアになれなかったオスや受精ができなかったオスもいますが、それでもそのオスたちは産卵するメスたちや卵を守り、子どもが生まれなかったメスも死んでから子どもたちのエサとして身を捧げていくわけです。

こうして、また海で育った鮭たちが川上で死ぬことによってその栄養は森へと還され、川を介して森と海をつなぐサイクルが自然を豊かにしているのです。

このように、鮭の生きざまを見てもオスにはオスの役割があり、メスにはメスの役割があって、決して同じではないのです。

基準値を超えたら一律で薬が処方されるようになった

鮭に限らず、オスには種全体を守る役割・使命があり、メスは自分たちの子孫を産むのが役割・使命である、これが自然界の姿です。

それをよく理解しているのが日本人です。

日本人は昔から自然に寄り添って生きてきたので、雌雄（男女）にはそれぞれに役割・使命がある、というのがごく自然に理解できたからです。

つまり、**女性や子どもを命がけで守るのが男たちの仕事で、女性たちは子どもを命がけで産み育てるのが役目。**

とりわけ、昔は自宅で出産をしていたので、隣近所の女性たちが集まってみんなでお産を手伝いました。女の子たちもそれを見て、「将来、自分もあんなふうに子どもを産む。だから早く結婚して子どもを産もう」と思えたし、男の子たちも早く自立して父親のように家族を養ったり、村を守ったりすることを当たり前だと思っていたのです。

ところが、自宅で子どもを産まなくなるにつれて、赤ちゃんは病院で産むものと思い込まされ、そして核家族化によって、男女共に家族よりも個人の趣味や娯楽を大事にするようになって、それまでの価値観が一変していきました。

これは、人をモノや機械のように一律に扱う西洋医学が入ってきたことや、自由・平等の人権思想の浸透などによって生じた核家族化による影響です。

とりわけ、戦後、そのような西洋の価値観が教育の場に持ち込まれたことで、なんでもかんでも「それは不平等だ！」「日本は女性が虐げられている」などというレッテル貼りが行われて、家族や男女間の分断が進み、社会の混乱を生み出しました。

しかし、歴史的に見ても日本は昔から女性が尊重されてきたのは明らかです。縄文時代の土偶にしても女性や妊婦の姿を模していて女性を敬う心性が見て取れるし、律令制のもとでは女性にも私有財を持つことが認められていて、また平安時代でも紫式部などは世界初の女流作家として大活躍していたのです。

このように、日本では昔から「男女の役割は異なるがゆえに補い合える」という自然の摂理に合致した合理的な考え方をしていたのに、共産主義的な平等・人権思想が入ってきたことで男女間や社会に分断がもたらされてしまったのです。

平等は英語でイコール、つまり「同じ」という意味です。

これは医学・医療でいえば、個人差をまったく考慮しないで「誰に対しても同じ処置を施す」ということです。

要するに、**個体差を考慮しなければすべて一律に扱えるので、大衆をモノのように管理・コントロールしやすい**――これが疫学や公衆衛生、ワクチンの落とし穴です。

これは、現代医学がさまざまな検査によって「基準値（基準範囲）」を設け、基準値を超えたら「病人」と見なして、どんな人に対しても同じ薬を処方するのとまったく同じ理屈です。

この基準値というのは個人差をまったく考慮していません。実際、基準範囲を超えたままでも健康な人だってたくさんいます。

そもそも基準範囲は、健常者の検査値の分布に基づいて設定されています。

特定の疾患や病態、さらには治療の目標などを考慮して算出されていないのです。

しかも、専門学会や医療機関によっても基準値が異なります。

それにもかかわらず、「人類は皆健康であり得る権利・人権を等しく持っている」

という大義名分を盾にして、基準値から外れている人を「病人」として扱っているのが現実です。

彼らは、個人差を医学・医薬品によって埋めていけば、病気はいくらでも作り出せることを知っているのです。

ロックフェラー医学で世界新秩序が作られた？

これは、まさに個体医療の完全否定であり、個人の尊厳を否定する「人体機械論」とも呼ぶべき極めて偏狭な考え方です。

次から次へと新しいワクチンを接種させるというのも人体機械論的な発想で、大衆をモノのように捉え、あらゆるデータを集積していきます。ワクチン接種体制を整備しておけば、世界中の人々をデジタルで一元管理（支配）できるのです。

彼らが西洋医学以外を医療と認めていないのも、この共産主義的な人類平等化のための統計学的な標準化の原則に則っているからで、いうなればこれは**人為的な基準値信仰**です。

個体差というのは、一人ひとりの体質や気質の違いだけでなく、思想信条や信仰などの価値観、またその人の自己治癒力や潜在能力といった数値化できない形而上学的なものまでも含むので、本来の個体医療では決して1＋1＝2にはなりません。

実際問題、末期のがん患者さんが祈りや信仰によって、あるいは自然療法や新たな生きがいを見出したことで自然治癒（寛解）した例などは枚挙にいとまがありません。ところが、ロックフェラー医学に必要なものはあくまで平等・人権なので、そのような個人的な心情や信仰心などは一切考慮されません。

また、医療従事者に対しても、疫学や薬学などの唯物科学だけが必須とされてきました。ロックフェラー医学では、疫学に必要な数学、社会科学に必要な語学力、薬学に必要な理科などの高学力だけが求められています。

だから、今の医者たちは、国語・算数・理科・社会などの、学科の高偏差値と高学歴だけで評価されるようになってしまっているのです。

昔の名医のように、高い精神性や倫理観、慈悲の心や信仰心などを持っていなくても、高偏差値・高学歴さえあれば高収入が得られる、そんな冷たい医者（中国最古の医学者と呼ばれる『黄帝内径』でいうところの下医）が増えてしまったのも、唯物的なロックフェラー医学の副作用といえるでしょう。

なぜロックフェラー医学は共産主義的な平等主義に基づいているのか。

そもそも、ロックフェラー家一族は、スファラディーの末裔であるパリサイ人（モーゼの直系）であると自称しているものの、実際は改宗ユダヤ教徒です。

改宗ユダヤ教徒はアシュケナージ系（ハザール・白人系）ユダヤ人ともいわれますが、共産主義思想はそのアシュケナージ系ユダヤ人が作り出したからです。

また、彼らが巨大資本を背景に世界を支配していることから、ディープステート（闇の政府）とも称されます。

特にアシュケナージ系ユダヤ人の中の左派グローバリストは、各民族・国家の宗教や伝統文化、伝統医学などを否定し、唯物史観とも称される共産主義思想によって世界を同一にしようとしているのです。そして、人類を奴隷化することによって、**世界新秩序（New World Order）を構築しようとしている**と見なされています。

つまり、ロックフェラー医学もそのための戦略の一環なのです。

だから、かつての「醫」あるいは「毉」であった本来の医学・医療を、一律的な「医」にすり替える必要性があったのです。

ロックフェラーは、共産主義思想によって世界統一を目論んでいるのでしょう。

これが、巫術や呪言といった、見えない世界をすべて否定する今の唯物的な現代科学や、現代医学を生んだ理由であり背景です（それゆえ現代医学は要素還元主義ともいわれます）。

したがって、よくいわれる「近代西洋医学VS東洋医学」なのではありません。

この図式もロックフェラー医学から目を逸らさせるための詭弁《きべん》に過ぎません。

本当は、近代西洋医学＝ロックフェラー医学VS各国の伝統医学なのです！

国民皆保険制度とロックフェラー財団の関係性

ロックフェラー医学の治療を受けるためには、長期的に高額な医療費を支払う能力が必要となります。しかし、治らない治療なので、しばらくすると、当然、医療費を支払うのは厳しくなってきます。

安定的に医療費を徴収するには、国家が保険料として取り上げるシステムに移行することがベストだったのです。

もちろん、その大義名分は、平等・人類の健康・子どもの健康・人種差別の撤廃です。これが国や自治体による社会保険制度（社会権の保障）が作られた理由ですが、ロックフェラー財団が日本の公的医療保険を公認したのがきっかけとなって、現在の国民皆保険制度につながっていきます。

それはまだ日本に厚生省ができる20年近く前のことです。順を追って説明しましょう。

まず、１９２０（大正９）年以前の医療保険と生命保険は、民間保険では民間共済組合、公務員に対しては官僚共済組合が担っていました。

もちろん加入は任意でした。給付金額や掛け金率も加入者一人ひとりで異なるもので、当時としてはそれが当たり前でした。

ところが、１９２２（大正11）年に、日本ではじめて健康保険法が制定されたのです。10人以上の従業員を持つ企業は、健康保険組合を通して従業員の健康保険を提供することが義務づけられました（強制加入）。

そして、1927（昭和2）年には政府主導の職域保険の形に移行して保険給付が開始。健康保険は政府が直接官公立病院に委託する場合を除いて、すべて日本医師会に請け負わせ、診療報酬を支払っていました。

1934（昭和9）年には職域保険の対象を、「5人以上の従業員のいる会社」へと拡大。さらにその後改正を重ね、現在の2つの職域保険制度へと段階的に移行します。

ひとつは大企業の被用者（雇われた人々）や公務員向けの健康保険であり、健康保険組合や共済組合により提供され、もうひとつは、協会けんぽ（旧、政府掌健康保険）により提供される中小企業の被用者向けの健康保険です。

また、1938（昭和13）年には内務省から分かれて厚生省が誕生し、同年、国民健康保険法が制定されました。

しかし、当初、国民健康保険の導入は第二次世界大戦の時代に困難を極め、さらに各自治体によって任意で設立・運営されていたために、すべての国民に普及させるには程遠いものでした。

実際、１９５６（昭和31）年の時点では、日本の人口の約３分の１が医療保険に未加入の状態でした。この状況を受けて１９５８（昭和33）年に、国民健康保険法が改正され、すべての市町村における地域保険制度の設立が義務化されました。

そして、この改正が後押しとなって、のちの１９６１（昭和36）年に、現在の国民皆保険制度が実現されたのです。

このように、１９２２年に健康保険法が制定された時点で、日本にはじめて健康保険ができたわけですが、政府にはこれによって労働者たちが社会主義に傾倒するのを防ぐ目的もありました。

日本初の健康保険は労働者たちの社会主義運動を抑止するのが目的

健康保険法制定については、この頃、国内で発生していた労働問題が関係しています。特に、炭鉱労働者や工場労働者などは、平均労働時間が17～18時間で休憩はなく、なんと５、６歳の子どもまでもが働かされていました。

そのような肉体労働者以外は全員軍人で、軽工業で働いていたのは女性や子どもたちです。そこで結核患者が出ると、村中の人が結核に感染してしまって社会全体が悪循環に陥ることから、健康保険を作って国民の健康管理を実現しようとしました。

しかも、当時はプロレタリア文学（虐げられた労働者たちの苦痛と苦悩を題材にした文学）の流行によって、社会主義による革命思想が労働者たちの間で支持されていました。革命思想とは、プロレタリア階級（プロレタリアート）とブルジョア階級（ブルジョアジー）の間に起こる「階級闘争」によって、革命を起こそうという社会主義運動のための理論です。

政府は、労働者たちに国内でそうした社会主義運動をさせないために、公的保険制度を用意してガス抜きをはかっていたのです。

歴史としては、さらに職域保険の対象をどんどん拡大していったことで、被保険者の中に就職企業の被用者も含まれていきました。

このような形の健康保険は日本特有で、工場労働者だけではなく、自営業者や農家の人たちまでもが被保険者となり、それまでは完全自由診療であった日本に公的医療制度として国民健康保険が生まれたのです。

それと共に、厚生省ができた後、１９４８（昭和23）年に医療施設のあり方の基本を定める国民医療法も制定されました。

当初は、助産所、患者を診るだけの診療所、入院治療をする病院の３種の医療施設を分類し、その運営法が規定されたのですが、この国民医療法によってはじめて診療所と病院の区分が明確にされたのです。

具体的には、**20人以上の患者を入院させるための施設（20床以上）だけが病院**とされたのです。

そして、「病院は、傷病者が、科学的でかつ適正な診療を受けることができる便宜を与えることを主たる目的として組織され、かつ、運営されるものでなければならない」と規定されました。そのことで、当時の医者たちは医業の自由が制限され、彼らはこれに反対しました。

それでも時の政府は、国民医療法に基づいて医療提供体制の確保のために公的資本を投入し、全国に病院、診療所、介護老人保健施設、介護医療院、調剤薬局など多数の医療機関の開設を進めました。

しかし、日本が戦争に負けたこともあって、医療機関の供給不足を解消するには至りませんでした。

薬物やワクチンを使って人類は一元管理されている

そんな中、マッカーサーのＧＨＱと共に日本に乗り込んできたのが、前述したサムス軍医です。

ＧＨＱ公衆衛生福祉局長を務めたサムスは、戦後日本の医療・福祉制度改革を指導したとして日本の医療関係者らが賛辞の言葉を残していますが、実のところ**サムスは日本を共産主義国家にしたかった**のです。

なぜなら、隠れ共産主義者だった当時のルーズベルト大統領だけでなく、ＧＨＱ自体がソ連のスパイでマッカーサーの通訳であったハーバート・ノーマンら共産主義者たちの影響下にあり、当初ＧＨＱは戦後の日本を共産化しようと目論んでいたからです。

そのため、サムスは日本政府に対して、それまでのドイツ医学中心だった体制からアメリカ型のロックフェラー医学に変えるべく、保健医療政策の立案を行いました。そして、医学・歯科医学・薬学・看護学・獣医学にわたる医学の教育改革、さらに厚生省や地方衛生行政の組織改変などを行うと共に医薬分業の実施も強く求めたのです。

サムスが推し進めた保険医療制度は、同じ保険料を支払えば全員が一律に同じ治療を受けられるようにするというものです。

しかしそうなると、医者の評価基準は、いい治療をしても悪い治療をしても、また新人でもベテランでも同じものになり、**結果的に上医を目指す医者がいなくなってしまった**のです。まさしくこれこそが共産主義思想の考え方です。

また、**サムスが医薬分業を迫ったのも、薬剤師を囲い込めばアメリカの薬をどんどん日本に売り込むことができるから**です。

そのため、1949（昭和24）年7月に、アメリカ薬剤師協会使節団が来日して医業薬業の実情の調査を行い、同年9月にGHQマッカーサーの承認を得て日本政府に対し**「強制医薬分業の実施」**を勧告しています。

ところが、それに大反対したのが日本医師会です。

当時、医師会の副会長だった武見太郎は、日本の医療の実情を知らないGHQと対立し、戦勝国の政策を押しつけてくるサムスに対して、「日本が負けたのは軍人が負けたからで、医者が負けたわけではない」と激しく抵抗しました。

ところが、GHQは意に添わない日本医師会執行部を代えるように厚生大臣に要求し、武見ら執行部は総辞職となります。

しかし、のちに武見太郎は52歳で日本医師会長に選出され、喧嘩太郎の本領を十分に発揮して、「自由社会に生きる医師集団が官僚に統制されてはいけない」と主張。

それでも、サムスらが仕組んだ国民皆保険制度は避けられない流れとして受け止めざるを得ず、国家による統制医療に組み込まれていきました。

その後は、マッカーサーが罷免されたことで、マッカーサーに忠実だったサムスは局長を辞任することになり、医薬分業もその後の改正医薬分業法によって骨抜きとなりました。

そして、やがて朝鮮戦争が勃発しソ連と中国が台頭してきたことで、アメリカはそれまでの日本の共産化という対日戦略を180度転換することになります。

つまり、アメリカは日本を自由主義、資本主義の国に変えて、自分たちの軍事的な「防波堤」として利用することにしたのです（これが日米同盟や地位協定の意味です）。

このことによって、結果的に日本の共産化は免れたのですが、GHQによって吹き込まれた共産主義（左翼）思想やロックフェラー医学は、戦後の日本社会の中に深く根を下ろしていったのです。

ここまでの経緯を見ておわかりのように、**ロックフェラー医学の正体は、人間はみな平等であるべきだという大義名分を盾にした、共産主義思想に基づく唯物的な医学だった**のです。

それはまさに薬物やワクチンを使って人類を一元管理しようとするものであり、本来の個体医学とはかけ離れた医学・医療なのです。

第4章

ビッグ・ファーマに
騙されてはいけない

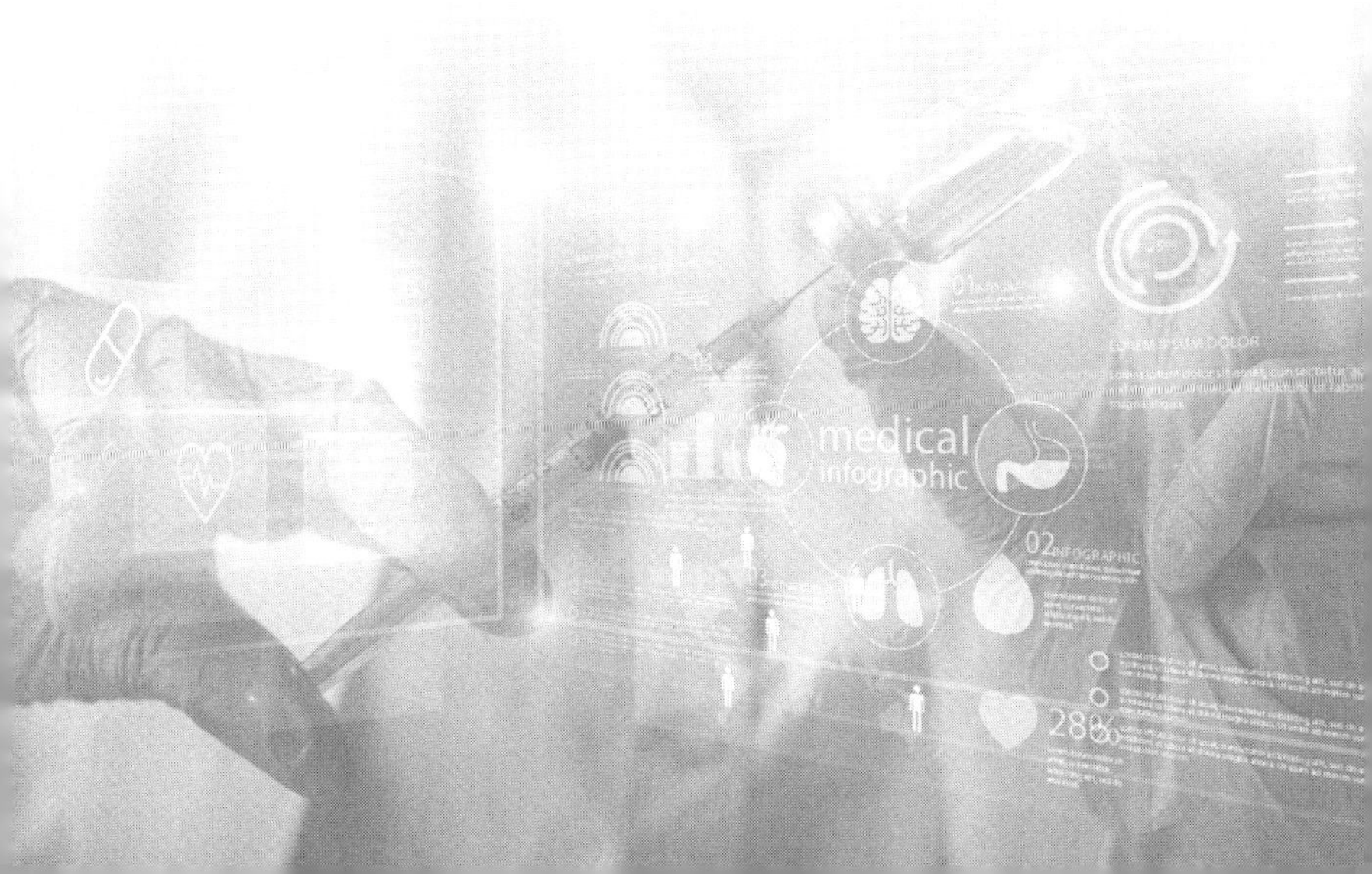

危険な食品添加物と「がん」

ここからは、日本の医療事情について見ていきましょう。

まず病気に関していうと、日本人の死因のトップは「がん」です。

２０２１（令和３）年の死亡数を死因順にみると、第1位は**悪性腫瘍（がん）**で38万１４９７人。第2位の**心疾患**21万４６２３人と比べても17万人近くも多く、死亡率の年次推移でも一貫してがんが上昇しており、この60年間で３・８倍に増えています。

50年前と比べると、30代前半で乳がんの患者さんは3倍近くに増えています。

こうしたことから、平均寿命が長くなったからがんが増えたわけではないことがわかります。

では、何が原因なのか。

食品添加物を多く含む超加工食品と発がんや死亡リスクについては、これまでの国際的な調査研究によってもその関連性が指摘されています。

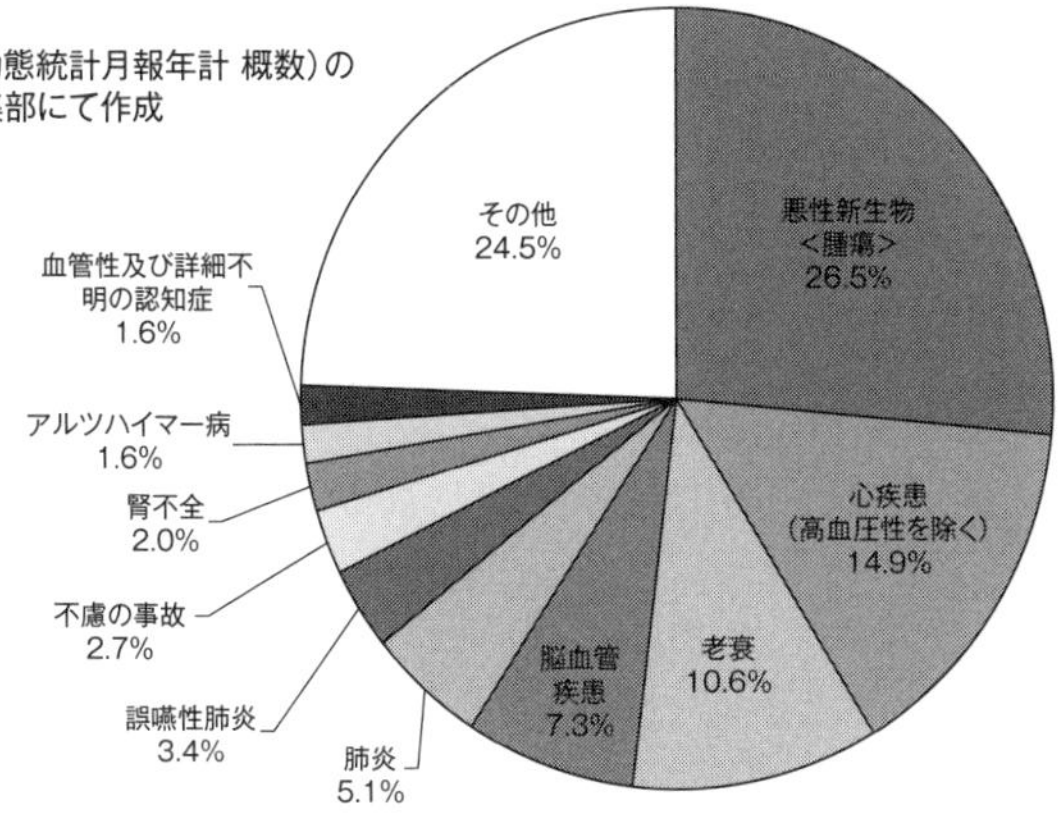

厚生労働省
『令和3年（人口動態統計月報年計 概数）の概況を参考に編集部にて作成

そのため**アメリカやヨーロッパ各国では食品添加物の規制が行われ、２０００年前後をピークとしてがん患者は穏やかなペースで減っている**のです。

それに対し、日本では極めて規制が緩く、同時にがん患者数はうなぎ登りで増加し続けています。

超加工食品とは、糖分や脂肪を多く含む加工食品で、硬化油、添加糖、香味料、乳化剤、保存料などの添加物を添加していて、常温でも保存できて日持ちする食品です。

私はがん患者さんの診察をする機会が多いのですが、患者さんに普段どんなものを食べているか聞いてみると、ほとんどの患者さんがチョコレートやクッキー、ケーキなどの甘いお菓子、それにポテトチップスやファストフード店のフライドポテト、インスタント食品やレトルト食品などの超加工食品を常食しています。

がんはおよそ15年がかりで発症します。

今や2人にひとりががんになり、3人にひとりはがんで死んでいるといわれるほどですが、このがんの増え方と明らかに比例しているのが、食品添加物の摂取量です。

全部位のがんの年齢階級別罹患率や、がんの患者数の推移を示すグラフを見てもわかるように、がんは食品添加物の累積摂取量に応じて増加しています。

つまり、長期間の摂取によって、ある年齢に達するとがんを発症する、ということです。

発がん性のある食品添加物としては、主に次のようなものが知られています。

・パン（小麦粉）を焼く際に生地に使われる「臭素酸カリウム」

・マーガリンやショートニングなどに含まれる「トランス脂肪酸」

・人工甘味料の「アスパルテーム」「アセスルファムカリウム」

がん 年齢階級別罹患率年齢階級別 罹患率（全国推計値）2015年

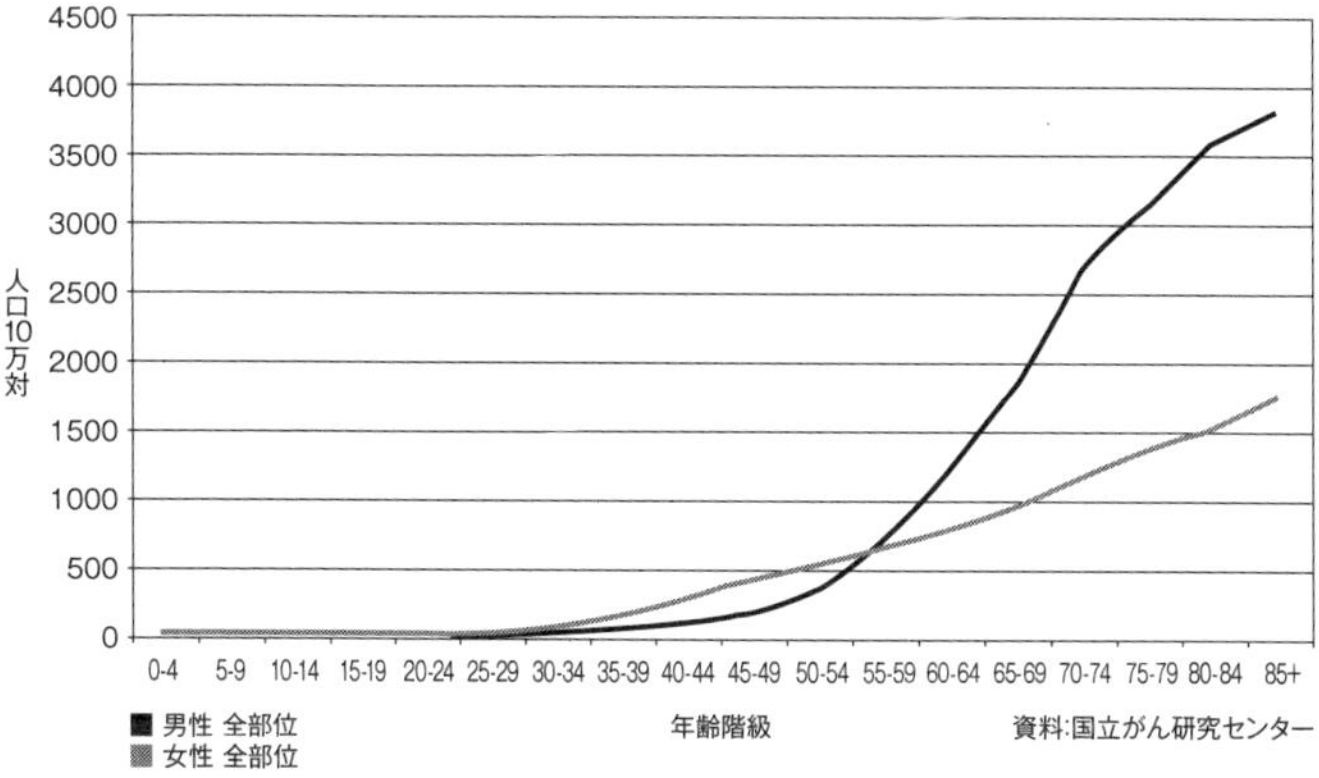

食事中の超加工食品の割合の4分の1に応じた累積がん発症率

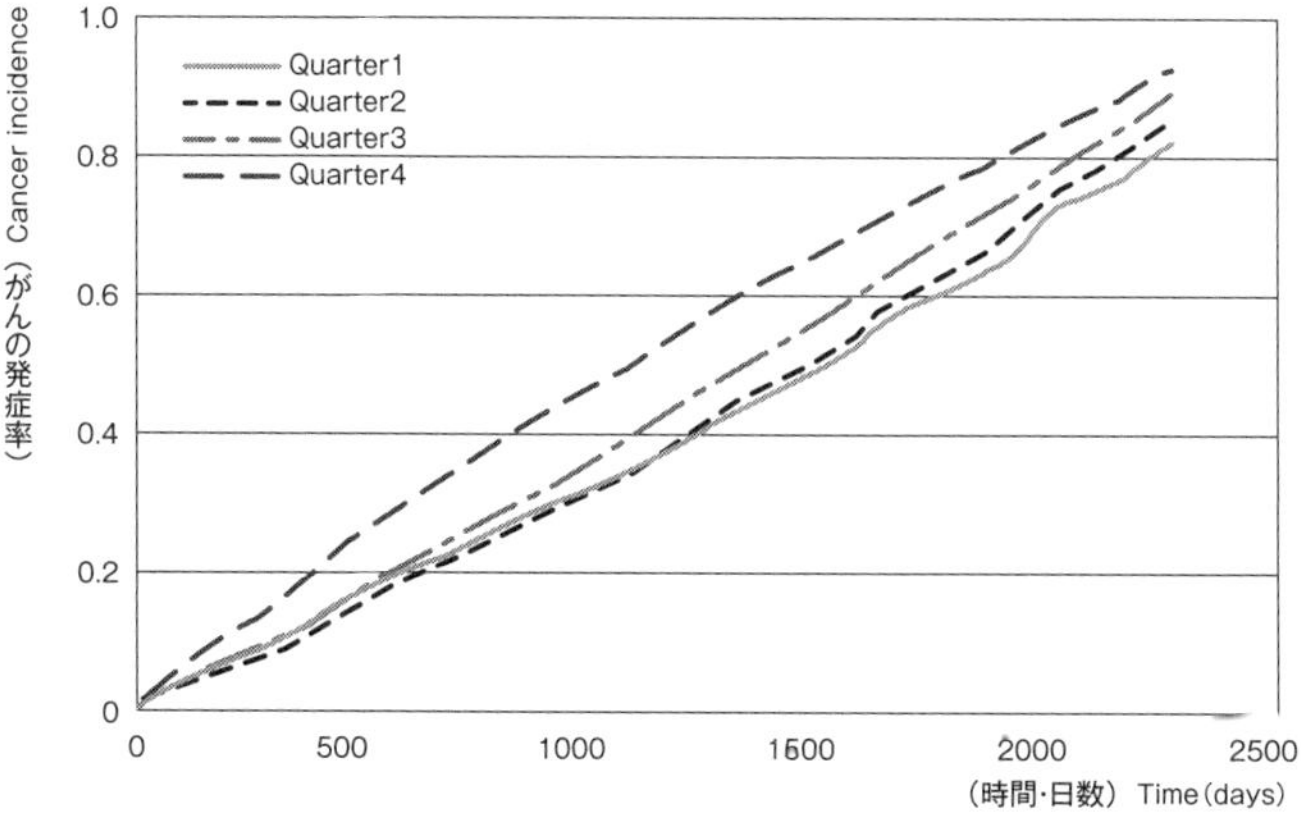

資料：the bmj [Consumption of ultra-processed foods and cancer risk: results from NutriNet-Santé prospective cohort]

・ハムやウインナーなどの発色剤として使われる「亜硝酸ナトリウム」
・栄養ドリンクや炭酸飲料の防腐剤として使われる「安息香酸ナトリウム」
・菓子パンやチョコレートなどの着色料として使われる「タール系色素」
・菓子やソースなどの着色料として使われる「カラメル色素」
・輸入かんきつ類に使われる「防カビ剤」（OPP、TBZ、イマザリルなど）
・マーガリンなどの油脂や冷凍魚介などの「酸化防止剤」（BHA・BHT）
・漂白剤として使われている「次亜塩素酸ナトリウム」
・漂白剤、酸化防止剤、保存剤として使われている「亜硫酸塩」
・乳化剤、pH 調整剤、酸味料として使われている「リン酸塩」

他にも危ない添加物はたくさんあって、くわしいことは私も共著で出版している『ルネサンス vol.13　食がもたらす〝病〟』（ダイレクト出版）に書かれていますので、ぜひご一読いただければと思います。

こうした食品添加物は石油から作られた化学合成物質で、自然界には存在しません。

体内に取り込むと消化・分解できないため、摂取し続けていると必然的に体内に溜まり、酸化毒となってそれだけ病気のリスクが高まります。

要するに、人体に有害な食品添加物や超加工食品を摂り続けている限り、がんに限らずさまざまな病気のリスクが高まって病人が増え続けるということです。

これはロックフェラー医学と同じで、その背後に「ビッグ・ファーマ」と呼ばれる大手製薬会社の販売戦略があるからです。

ビッグ・ファーマとは、欧米の巨大製薬会社10社で、アメリカのファイザー、メルク、ジョンソン・エンド・ジョンソン、ブリストル・マイヤーズ、ワイス、イギリスのグラクソ・スミスクライン、アストラ・ゼネカ、スイスのノバルティス、ロシュ、フランスのアベンティスです。

トランス脂肪酸の摂取でがんになりやすい人

ビッグ・ファーマの恐るべき販売戦略については、アメリカの医師マーシャ・エンジェルが書いた『ビッグ・ファーマ　製薬会社の真実』（篠原出版新社）やレイ・モイニハン、アラン・カッセルズの共著『怖くて飲めない！　薬を売るために病気はつくられる』（ヴィレッジブックス）などでもくわしく取り上げられています。

要するに、**健康な人を病人に仕立てて、新しい病気を次々に作り出そうと目論んでいるのが、ビッグ・ファーマのマーケティング戦略**なのです。

彼らはそれを目的に、うつ病や注意欠陥・多動性障害、高コレステロール血症、高血圧、更年期障害など、疾患ごとに対応する形で膨大な種類と数の薬品を販売しています。

とりわけ、アメリカでは医師や患者団体、専門家集団に加えてアメリカ食品医薬品局（ＦＤＡ）なども製薬会社から資金援助を受けているため、ガイドライン（安全基準）の作成もそのようなビッグ・ファーマの思惑により操作されている可能性が高く、日本も決して例外ではありません。

くわしいことは拙著『ガンになりたくなければコンビニ食をやめろ！』（青林堂）で述べているので、ぜひそちらをご一読いただければと思います。

たとえば、ＭＳＧ（グルタミン酸ナトリウム）はアメリカでは使用禁止となっていて、**トランス脂肪酸**にしても2年ほど前に禁止されていますが、日本ではいまだになんの規制もなく、表示義務さえありません。

マーガリンやサラダ油、お菓子を作るときに使うショートニングの主な成分はトランス脂肪酸です。

トランス脂肪酸は体温によって変化します。体温が低ければ低いほどリンパ液にトランス脂肪酸が付着し、高ければ高いほど血管の内壁に付着する、そして体温が中間ならば神経に付着することになります。

したがって、トランス脂肪酸を大量に摂取すると、体温が中間の人はリウマチやパーキンソン病などになりやすく、体温が高い人は狭心症や心筋梗塞に、そして体温が低い人ほどがんになりやすくなるというわけです。

こうしたことから、デンマークでは２００３年にトランス脂肪酸を含む油脂の使用禁止を決定していて、アメリカでも２００６年からトランス脂肪酸の含有量について容器への表記が義務づけられ、中でもニューヨーク市では２００７年より飲食店でのトランス脂肪酸を含む油脂の使用が禁止されています。

他にも、スイス、カナダ、オーストラリア、韓国、ブラジルなど多くの国でトランス脂肪酸の使用禁止または表示義務化が進んでいます。

日本は、使用禁止もなければ表示義務もない放置状態をいつまで続けるつもりなのでしょうか。

マーガリン、ファットスプレッド、ショートニング、そしてそれらを原材料に使ったパンやケーキ、ドーナツなどの洋菓子や揚げ物、また乳製品と思われているコーヒーフレッシュにもトランス脂肪酸が使われていて、多くの日本人は知らない間にそれらを大量に摂取しているのです。

基本的には、何を食べていても40歳代まではほとんどがんにはなりません。

ところが、先ほど101ページでご紹介した、「がん年齢階級別罹患率」を見てもわかるように、なぜか40歳代から急激にがんが増加しています。

40歳代から急激にがん患者が増加するのは、明らかに食生活が原因による「食疾患（食源病）」だからだと考えられます。食品添加物を摂りはじめて大体20年〜30年経つと体内に毒素が蓄積してがんが増える計算になるからです。

一方、コンビニエンスストアなどがないアメリカでは、１９９０年ぐらいをピークにそれ以降がんは減っており、中国ですら減っています。日本だけがんが増え続けているのは、一番の原因が食品添加物（超加工食品）だということです。

その結果、日本では若い人は自殺で死に、40歳代以降の人たちはがんで死ぬ国になってしまっているのです。

ということは、超加工食品（冷凍食品、ファストフード、レトルト食品、お菓子などの工場で作る食品等）は、食事量の4分の1であろうが、4分の2であろうが4分の3であろうが、摂取すればするほどがんになるリスクは高くなる。結局、超加工食品を摂ればがんになるリスクは上がるのです。

つまり、「All or nothing!!」で、摂るか摂らないか。その中間はないということです。

コンビニ食の過剰摂取は中毒症になる！

また、日本では1970年代後半からパーキンソン病、リウマチ、線維筋痛症、IgA腎症といった自己免疫疾患の患者が急増していますが、この時期は全国各地にコンビニやファストフード店が林立しはじめた時期とみごとに重なっています。

これが何を意味するかというと、コンビニやファストフード店で売られているインスタント食品、菓子パン、ケーキ、ポテトチップスに含まれる食品添加物、化学調味料、粗悪な植物油、精製穀物などが使われている加工食品、これらが容易に手に入るようになり、その結果、糖質過剰などから病気のリスクが高まったということです。

つまり、甘い食品に含まれている糖質や小麦粉（パン）のグルテン、牛乳のホエイ（乳清）などの過剰摂取によって、ドーパミン過多から中毒・依存症になり、その結果、糖質過剰によってさまざまな病気を生んでいるということです。

・「甘いもの中毒」になる理由

食べると血糖値が急上昇し、血糖値を下げるホルモン（インスリン）が分泌される。インスリンが血糖値を急降下させると、また血糖値を上げるために甘いものが欲しくなるという悪循環（中毒）に陥ってしまう。

また、甘いもの好きな人が甘いデザートを食べると、ドーパミン（快楽物質）などが過剰に分泌される。脳は「快感を得るためには、糖質を摂らなければいけない」と反応して、さらに中毒・依存症になり、その結果、糖質過剰になる。

・ドーパミン神経系の働きが過多になる弊害

ドーパミン神経系の働きが過多になると、前頭前野の働きが低下して、不安に陥ったり現実感が乏しくなったりする。こうした感覚はうつ病を引き起こす原因ともなる。

・糖質の多い食事が引き起こす病気

糖質の多い食事は、インスリンが過剰に分泌されて、インスリン抵抗性になります。インスリン抵抗性になると、免疫系・内分泌系・神経系のバランスが崩れ、肥満や糖尿病だけでなく心筋梗塞、脳卒中、がん、アルツハイマー病、うつ病、骨粗しょう症、不妊症、子宮内膜症、パーキンソン病、リウマチ、肝硬変、前立腺肥大、頻尿を発症するリスクが高まる。

このように、１９７０年代以降、それまで見られなかった自己免疫疾患が増えはじめたのも、小麦食品や牛乳など、中毒性のある食品添加物を含んだ食品の過剰摂取によるものであり、それらの病は食源病といえるでしょう。

私のクリニックでも、甘いものやパン、牛乳をやめるようにすすめて、それを実行された患者さんは、「やめたら頭もすっきりしました」「こんな食生活を続けていて、なんてバカなことをしていたと気づきました」など、みなさん心身共に変わられます。

日本人がグルテン摂取でがんになる理由

中には、こんな質問をされる患者さんもいます。

「小麦粉にはグルテン蛋白という発がん性が強い物質が入っているのに、なぜ白人はがんにならなくて、日本人はがんになるんですか?」と。

その答えはこうです。

白人は数万年も前から小麦粉を食べ続けているため、耐性を持っています。

ところが、**日本人は多くがグルテン不耐症**で、反対に重金属に対する耐性がとても高いわけです。

純金属に対する耐性がとても高いわけは、昔から魚を食しているからです。

魚の体内には濃縮された金属が多く含まれています。たとえば、日本人の毛髪をアメリカで検査すると、「あなたは水銀中毒です」と判断されることがあります。でも実際は、水銀中毒になっている日本人はほとんど存在しません。つまり、日本人が小麦粉を食べるというのは、白人が水銀中毒になるのと同じことです。

小麦粉とはメリケン粉、つまりアメリカから来た粉ですから、戦前の日本には存在しませんでした。日本人がメリケン粉（小麦）を食べるようになってから50年間で糖尿病が50倍になり、がんも増え続けているのです。

これまでの私の臨床経験からも、小腸がんや大腸がんを患った人は、例外なく大量に小麦を摂取しています。ですから、**がんになりたくなければ、小麦を食べなければいい**のです。

アメリカが日本に行った「食の洗脳活動」

戦前まで、日本人の主食といえばコメでした。

昭和に入ってから終戦までひとり当たりの年間消費量は120～170キログラムで、現在が大体54キログラムくらいなので、当時は今の3倍以上コメを食べていたわけです。

それが戦後になるとコメに代わって小麦食品、特にパン食がじわじわと伸びていったわけです。

なぜ相対的にコメが減って小麦食品が増えてきたのかというと、日本が戦争に負けて、アメリカの主要穀物である小麦と大豆油が強制的に入ってきたからです。

アメリカは、小麦などの余剰農産物を処理するために、1954（昭和29）年に余剰農産物処理法「PL480法」を制定し、農産物の代金は後払いにしてアメリカ農産物の市場開拓費に使えるようにしたのです。

日本政府はこの協定に調印し、小麦60万トン、大麦11万6000トン、総額

5000万ドルに及ぶ農産物を受け入れました。

そして、厚生省はアメリカ産の小麦をパンにして牛乳と一緒に学校給食に出すようになり、それと同時にパンを主体とした粉食を広める「栄養改善運動」を展開し、それまでの日本食から欧米食へと大転換をはかったのです。

PL480法では、大豆油とトウモロコシも日本が強制的に買わなければいけないことになっていて、これは日米安全保障条約や日米地位協定と同じで、超不平等条約です。

GHQは栄養指導政策として**栄養指導車（俗名：キッチンカー）**で全国をまわり、200万人もの主婦に対して、アメリカ産小麦と大豆油を使った製パン技術講習会を行いました。

こうして、戦後日本における植物油の消費量は、大豆油を筆頭に急増することになりました。

はっきりいうと、これはアメリカによる食の洗脳です。

いわく、**「日本人が戦争で負けた理由を知っていますか？　それは背が低いからです。タンパク質を摂らないから背が低いんです、牛乳を飲みましょう」**と。

「日本人が戦争に負けたのはなぜか知っていますか？　それは知能が低いからで、小麦を食べないからビタミンBが足りないのです、だからパンを食べましょう」と。

「日本人は体力がない、それはなぜだと思いますすか？　揚げ物を食べてないからです」と。

また、彼らは**「野菜はみそ汁に入れずに、フライパンを使って調理すればいい」**と、「フライパン運動」も行いました。

フライパンを持ち込んで、大豆油で野菜を炒め、鶏に小麦粉をつけて油で揚げる、これを全国的に展開していったことで、食卓の様子が変わりました。

煮炊きした野菜や自宅で漬けた漬物が出てくる回数が少しずつ減り、いわゆる洋風料理が並ぶようになっていったのです。

そして、家畜のエサにしていたトウモロコシの粉や脱脂粉乳は学校給食として出し、パンも油で揚げてそれに砂糖をかけ、クジラの竜田揚などと一緒に日本の子どもたちに食べさせたのです。

その結果、どうなったかというと、動物性のタンパク質などはほとんど変わってないのに、食用の植物油の消費量だけは実に3倍以上に増えていて、他の国々に比べても圧倒的に多く、まるで家畜の餌づけのように、日本人の食生活は一変させられてしまったのです。

これは要するに、アメリカの穀物メジャーが、依存性のある小麦や植物油を日本人に大量に消費させることで、日本人の病的弱体化をはかったということです。

食用油の製造に使われる石油化学薬品や有害な添加物

そもそも日本では、一般庶民の間で食用油が使われることはほとんどありませんでした（ごく一部で使われていたのは精進料理くらいです）。

もちろん、油そのものはありましたが、油を食用に用いることは限られており、長い間、灯火の燃料（灯明油）だったのです。

しかし、1657（明暦3）年、江戸で「明暦の大火」があって、一晩で10万人が犠牲となり、江戸城の天守閣が燃えたことから、徳川幕府はこれを境に庶民が燈明油を使うのを規制しました。

ですから、明治の開国まで庶民は油を使わず、行灯などで油を使っていたのは武家と貴族と天皇だけで、それもあくまで灯火用として使われていたのです。

それが明治以降、海外から食用油が日本に入ってきて、明治中期以降にはカツレツやコロッケなど、食用油を使った洋風料理が普及すると共に、大正末期にはサラダ油が登場して、庶民の間でも油を使った料理が一般的になりました。

世界的に見ると、食用油は大豆油とパーム油がもっとも多く生産・消費されていて、大豆油は、最近は中国が膨大な大豆を輸入して搾油するようになりましたが、それまでは最大の大豆生産国であるアメリカが最大の大豆油生産国でもありました。

そのため、**現在、穀物メジャーは中国をはじめとするアジア地域の需要の増加に対応するため、穀物供給網のさらなる拡充をはかっています。**

具体的には、穀物の供給源としてこれまで主力だった北米に加えて、南米のブラジルやアルゼンチンにも進出して現地の加工会社を買収したり、また中国の搾油企業を買収したりなど、需要を喚起するために食糧関連企業の買収なども行っています。

穀物メジャーの主要な戦略物質である穀物から作られる食用油には、製造過程で石油化学薬品や有害な添加物が使われています。

たとえば、サラダ油の場合、原料の種子を圧搾して残った部分から油を取りやすくする溶剤はノルマヘキサンという石油製品です。

キャノーラ油も、同じく抽出するときに溶剤（ヘキサン）を使っています。

高温処理する際に発がん性のあるトランス脂肪酸が発生し、マウス実験では脳に悪影響を与えるという研究結果もあります。

同じく、オリーブ油もインスリン抵抗性を高めるので、特に糖尿病の人は要注意です。

パーム油は、アブラヤシから採れる植物油ですが、酸化防止剤としてＢＨＡ（ブチルヒドロキシアニソール）という発がん性のある食品添加物が大量に使用されていて、日本以外の国では食用で使われていません。

ダイエットにいいといわれているココナッツオイルも、ほとんどが飽和脂肪酸なので、摂り過ぎると炎症反応によって乳がんや前立腺がんなどの発症リスクを高めます。

飽和脂肪酸（油脂）を加熱したときにできるのがトランス脂肪酸ですが、前述したように、このトランス脂肪酸がコーヒーフレッシュやマーガリン、ポテトチップスな

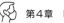

どのスナック菓子、ケーキ、クッキーなどに含まれていて、非常に問題です。

死のセット「フライドポテト × 有酸素運動」

他の大豆油、菜種油、コーン油、ゴマ油などは多価不飽和脂肪酸を多く含んでいて、この多価不飽和脂肪酸は化学的に不安定で、有害なアルデヒドを増加させます。そのため、酸化しやすく、体内で酸化すると過酸化脂質が増えてシミやシワができやすくなります（これは魚に含まれるＤＨＡ・ＥＰＡなども同じです）。

つまり、皮膚にシミやシワができるのは植物性油の摂り過ぎが原因で、発生学的に皮膚と神経は同じものなので、その酸化毒（リン酸化した異常タンパク質）が脳神経に蓄積して現れるのがアルツハイマー型認知症です。

以前、ある方と話をしていたら「フライドポテトが好きで、体に悪いとわかっていてもやめられない。だから、油分を抜くためによくジョギングをしています」とおっしゃっていました。

私はこの話を聞いたときに、正直、めまいで倒れそうになりました。

フライドポテトが悪いのは、カロリーが高いからとか、油が古いからとか、使いまわしの油が酸化しているからとかではないのです。ポテトを揚げる油にトランス脂肪酸が大量に入っているのみならず、サクサク感を増すためにショートニング（これ自体もトランス脂肪酸ですが）が入っているからです。

これらは自然界に存在しない、いわば**プラスチックペースト**です。

赤ちゃんやペットがプラスチックのおもちゃを食べたら心配するのに、自分はファストフードやコンビニでプラスチックをガツガツ食べている……。

トランス脂肪酸は毒であるだけでなく、動脈硬化を促進して心筋梗塞や脳梗塞を惹起し、がんの発症率も高くなります。

こうした化学物質は生体にとって分解・排泄が困難であるのみならず、ジョギングなどの有酸素運動によって酸素が大量に体内に入ることによって動脈硬化を促すため、死ぬために食べて運動していることに他なりません。

だから、フライドポテトを食べるだけでも危険なのに、そこに有酸素運動のジョギングをするということは、まさに自殺行為に等しいのです。

よく、トンカツやてんぷらなどの揚げ物・炒め物・焼き物の食べ過ぎの人から、「運動で痩せる」とか「運動で毒を中和する」といった発言を耳にしますが、私はそのたびに、日本人がいかに洗脳されているかということ、また無知であることに対してめまいがします。

これは乳製品にしても同じです。カゼインを含む牛乳やチーズ、ヨーグルトなどの乳製品の過剰摂取ががんリスクを高めることは、これまでのさまざまな研究結果でも明らかになっています。

マウスを使ってカゼインの量とがん発生との関係性を調べた「チャイナ・ヘルス・プロジェクト」の調査結果によると、カゼインの量が増えるほどがんの発生率は高くなっていて、また他の調査でも、比較的少量の乳製品の消費であっても女性の乳がんのリスクを最大80パーセントまで増加させることなどもわかっています。

ロックフェラー医学に洗脳された医者たち

このように、がんの主な原因は、有害な物質を含んでいる食品の過剰摂取です。

ところが、日本ではがんの原因はタバコや酒だとして、厚労省は「がん対策推進基本計画」などで喫煙率を下げればがんの予防になると考えているのです。「平成34年度までに、成人喫煙率を12パーセント、未成年者の喫煙率を0パーセント、受動喫煙については、行政機関および医療機関は0パーセント、家庭は3パーセント、飲食店は15パーセント、職場は平成32年までに受動喫煙のない職場を実現する」というのがそれです。

しかし、タバコは1940年代では約9割の人が吸っていたのが、今は喫煙率が2〜3割程度に大幅に減っている一方、肺がん（肺腺がん）は7倍に増えています。

そもそも、喫煙者と非喫煙者を比べたがんの有病率はその母数が違うので、リスクの評価には、がんの有病率ではなくそれぞれの母集団の発生率を見なくては正確な数字は出てきません。

ですが、厚労省は全体の罹患者数と罹患率しか提示しておらず、すべてにおいてデータ不足です。これは統計学をやっている人ならすぐにわかることですが、要は数字のごまかしです。

糖質や飽和脂肪酸の過剰摂取につながる小麦食品や植物油などが、がんになるリスクを高めると認めてしまうと、当然、穀物メジャーや関連業界から激しい突き上げが予想されます。

ですからそこには一切触れず、表向きにはがんの罹患率と死亡率の激減を目指すために「対がん10カ年総合戦略」に長年多額の税金をつぎ込んできたものの、がん患者の数も死亡率も減るどころか増え続けているのが現状です。

しかも、厚労省は重点的に取り組むべき課題として、「放射線療法、化学療法、手術療法のさらなる充実とこれらを専門的に行う医療従事者の育成」を挙げており、これもロックフェラー医学の拡充に他なりません。

要するに、洗脳されてしまっている人たちが日本の医療行政に携わり、医者になっている、このこと自体が大問題なのです。

ロックフェラーの陰謀に乗っかって、「高い地位を得たい」「先生、先生と呼ばれたい」「もっと金が欲しい」。こんなふうに医者までもが洗脳されてしまった……。

「ヒポクラテスの誓い」にあるように、医者は医学の神様に対して「患者に利すると思う治療法を選択し、害と知る治療法を決して選択しない」と誓いを立てているはずです。つまり神と契約をした者が医者になっていたわけですが、今のロックフェラー医学下の医者は、むしろ悪魔と契約しているとしか思えません。

これは、1883（明治16）年にできた法律によって、西洋医学を試験科目とする試験に合格した者（官立大学卒業生等は無試験）でなければ開業できないようにされてしまったことに端を発します。

この医師開業免許制によって、医学校の卒業証書を持ち、かつ、内科、外科等の専門科目を2年以上修業した者に免状が与えられ、この医師免許を持つ者は一定の設備を備えればどこでも病院や診療所を開設できるようになったのです。

こうして、神に誓いを立てるような、また上医を志す高い精神性や倫理観を持った患者本位の医師は減り、功名心や偏差値だけが高く、目の前の「一個人」ではなく「病気」だけしか診ない職業医師たちが増えていきました。

日本の伝統文化を破壊しようとするアメリカの巨大資本

もちろん、ロックフェラーの陰謀は医療に限ったことではありません。

そもそも、日本が戦争に負けて以降、アメリカの属国のような関係を強いられる中で、さらにそれがより強固になったのが「日米合同委員会」ができてからです。

日米合同委員会は、１９５２（昭和27）年に調印された日米行政協定（現在の日米地位協定）で設置された協議機関で、月に2回程度日本のエリート官僚と在日米軍の幹部が都内の米軍施設（南麻布のニュー山王ホテル）と外務省に集まって催されてきました。

分野ごとに分科会や部会が30以上設置されており、そこでこれまで日米間の多岐にわたる議題が非公開で協議されてきたわけですが、この日米合同委員会で決定された事項は日本の国会決議や憲法よりも上で、それとは無関係に実行されるのです。

つまり、実質的なアメリカによる占領政策の延長であって、これは**年次改革要望書（アーミテージレポート）によって、日本の官僚や政治家がアメリカ政府の要望に従っ**

てきた構造とも重なります。

年次改革要望書は、日本の通信、医療関係、医薬品、金融、エネルギー、流通等、法律に至るまで「聖域のない規制緩和を求める」というアメリカ側からの身勝手な要求ですが、日本政府はこれに応じる形でこれまで労働者派遣法を改正して人材派遣を自由化し、郵政民営化などを行ってきました。

当然ながら、医療分野でも規制緩和を迫られ、アメリカ企業が日本の医療市場に参入できるように「医療への株式会社の参入」「混合診療の解禁」などが要求され、ロックフェラー医学と連携している日本の企業などもこれを後押ししています。

要するに、日本の保険行政はアメリカの保険資本と政府の圧力で日本の市場を外資に明け渡す結果となり、このままではアメリカ型の儲け第一主義の医療へと突き進んでいって本来の医学・医療とはますますかけ離れたものになってしまうのです。

本来なら、未病の段階で手当てをしたり、回復の手助けをしたりする、**国民の命と健康を守るはずの医療が、ただの販売契約上の「商品」として扱われる**ということです。

日本のシステムを徹底的に解体して外資が食い物にしていく——。

これは、戦後GHQによる日本弱体化政策によって「新嘗祭」の日（11月23日）が

「勤労感謝の日」に変えられたのと同じです。

つまり、日本の伝統文化や精神性まで破壊していく、要はアメリカの巨大資本は日本人を家畜同然に見ているということです。

そもそも、新嘗祭は、天皇陛下がその年に収穫された初穂を神々にお供えし、五穀豊穣に感謝を捧げ、来年の秋の豊穣を祈念して食するという宮中でももっとも重要な祭儀で、国民も皇居に集まって「天皇陛下万歳！」といいながら一緒に祝うのがそれまでの伝統でした。

こうした伝統は、五穀を実らせてくれる田畑の神様に感謝する日本の穀物・農業信仰から生まれたものです。毎回食事をするときに大自然や農家の人に感謝して「いただきます」という日本人の習慣もそこから来ていて、この自然界の恵みに感謝していただくというのは、まさに日本人の食文化の原点といっていいでしょう。

それを、西洋的な価値観の押しつけによって労働の儀式に変えたのが「勤労感謝の日」です。

それ以来、新嘗祭の意味や意義が見失われ、日本の長い歴史の中で培われてきた食に対する原初的な自然信仰、精神性が失われていったのです。

「医食同源」「身土不二《しんどふじ》」「一物全食《いちぶつぜんしょく》」が失われた日本

「いただきます」と手を合わせてから食する、これは見えないものに感謝を捧げる精神的な行為であって、よく噛んで食べることによってその感謝の心が体に記憶されていきます。

この行為は、構造医学から見ても大変理にかなっています。

食べたものをよく咀嚼することで、脳を刺激してエネルギーを産生するミトコンドリアの働きが活性化すると共に、噛めば噛むほどよく唾液が出て殺菌力や免疫力がアップし、さらに顎・舌・顔面の筋の協調運動によって血流やホルモン分泌も促されて健康促進につながるのです。

特に、玄米には栄養がある胚芽がついていて、よく噛んでいるうちに麦芽糖になって味が変わってくるので、白米よりも味わいがあるし、それだけ感謝の心も養われやすくなります。

まさに、かみ締めることによって得られることがたくさんある。それなのに食生活の欧米化によって日本の伝統的な食文化が一変してしまったわけで、このこと自体もロックフェラー医学の大きな弊害のひとつです。

なぜなら、日本では長い間東洋医学や漢方が普及していたので、**「医食同源」や「身土不二」「一物全食」といった食文化が定着していたのが、食の西洋化によってそれもなくなってしまった**からです。

医食同源というのは、まさに食は薬で、自然の食材を摂ることによって予防ができるし、不調があっても食を正すことによって健康を回復できるということです。

そのために、身土不二、つまり、その土地にできるものを旬に合わせて食べることが健康の秘訣で、旬のものにはそれだけ気（生命力）が多く含まれているわけです。

そして、一物全食。昔は化学肥料や農薬を使っていなかったので、なんでも丸ごと（皮ごと）食べることによってもっとも栄養バランスが取れて、すべて無駄なく感謝していただけるのです。

私の家系も代々漢方医だったこともあって、基本的に医食同源が本来の医学・医療だと思って臨床業務に当たっているのですが、中にはロックフェラー医学に洗脳されてしまっている患者さんや、オーガニックならなんでも安全だと勘違いされている患者さんも来られます。

こんな臨床経験があります。

地方出身の50代の資産家の患者さんは、都内の老舗の超一流ホテルの4LDKのロイヤルスイートに住んでいるそうで、とても裕福な暮らしをしているらしいのですが、すでにがんが全身に転移していました。

普段どんなものを食べているか聞いたところ、夜はステーキや鉄板焼き、朝は全部ルームサービスで牛乳にクロワッサンやハムなどを食べているそうです。

私が「そんなのを食べているからがんになるんですよ。ダメですよ」とお伝えしたところ、「じゃあ金で解決してくれ。金ならいくらでもあるから」と言うのです。

そこで、私はこう言いました。

「いや、いくらお金をかけても無理です。グルテンというのが発がん物質なので、グルテンを食べないこと自体ががんの治療なんです。仮に免疫療法などどんなにお金を使って高額治療をしたとしても、現状の食べ物を変えないとダメです」と。

ところが、その患者さんはブチ切れて、「だから、それを金で解決しろって言ってんだよ‼」と大声で怒鳴る始末……。

こんなふうに、食でしか治せない病気は医者にも治せないのです。

ナッツ類に多く含まれているアフラトキシンという発がん物質

また、別の末期の大腸がんの患者さんは「私は食のチェックならすごく自信があります」とおっしゃっていました。食に関する私の発言をよく聞いているから、ということでした。

そこでくわしく確認したところ、「自分が食べているのは全部**オーガニックの小麦**で、**オーガニックの砂糖**で、**オーガニックのチョコレート**です」と自信満々です。

私は「いや、小麦はグルテンが入っているからダメなんで、農薬を使ってないとか、化学肥料使ってないとかは関係ないんです」とお伝えしました。

それでも、「でも、オーガニックですよ！」と食い下がってきたので、

・日本人の約90パーセントが、小麦のグルテンが合わない体質であること。

・それががんの原因になっていること。

以上をご説明しました。

そして、昔から日本人が食べてきたコメやみそ汁、漬物、煮もの野菜などを食べるのが大事だということを伝えました。

オーガニックや無農薬だと健康に良いと考えている人が多いですが、**オーガニックでもがんになる食材はいくらでもあります。**その代表格が**ピーナッツやアーモンドなどのナッツ類**です。

これらには、アフラトキシンという発がん物質が入っていて、実験でラットをがんにするときなどは、ピーナッツの粉末を大量に食べさせるほどの強力な発がん作用を持つ食品です。

また、アクリルアミドという物質も天然の食品の中に含まれてできる物質です。アクリルアミドができる主な原因は、原材料に含まれている特定のアミノ酸と糖類が、揚げる、焼く、焙るなどの高温での加熱（120度以上）により化学反応を起こすからです。

アミノ酸や糖類は、特に穀類、いも類、野菜類などに豊富に含まれていることから、ポテトチップス、フライドポテトなどじゃがいもを揚げたスナックや料理、ビスケット、クッキーのような焼き菓子などにアクリルアミドが高濃度に含まれています。

化学肥料を使っていないとか無農薬、オーガニックだとかはまったく関係ありません。

このように、揚げ物や炒め物にはアクリルアミドがたくさん含まれていて、他にも、コーヒー豆やほうじ茶葉、煎り麦のように高温で焙煎した食品にもアクリルアミドが高濃度に含まれています。

とりわけ、揚げ物や炒め物は食用油を常用させて病人を増やすためのロックフェラー医学や医産複合体の戦略物資であって、医食同源の和食から薬づけの洋食に変えられてきた日本国民にとっては、まさに詐欺に等しい行為といえるでしょう。

第5章

洗脳を解き、食を正せば、日本はよくなる！

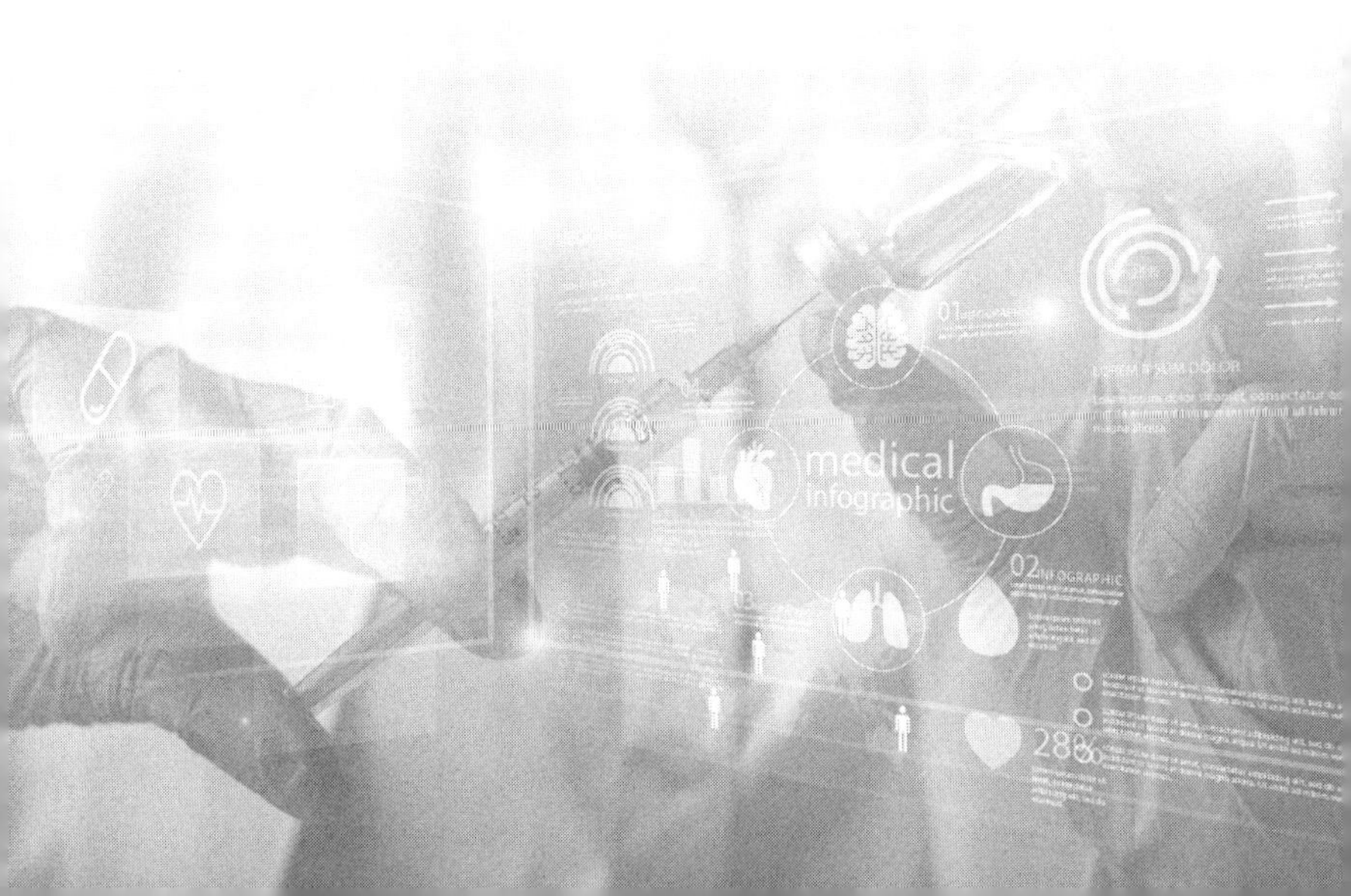

糖質制限ケトジェニックダイエットの危険性

がんの患者さんで共通している点は次の3点です。

①体温が低い。
②湯船につからずに、いつもシャワーだけで済ませている。
③コンビニ食や食品添加物の食べ物、甘いものを食べている。

中でも、がんの主な原因は、有害な物質を含んだ食品の過剰摂取です。

コンビニに売っているようなトランス脂肪酸や添加物が多く含まれる食べ物を大量に摂取すると、それだけ病気になるリスクは激増します。

「でも、私は糖質ダイエットをしているので大丈夫！」などと思われた人もいるかもしれません。

また、「ご飯を食べないで代わりに少量のチョコレートを食べています」とか「ケトジェニックダイエットをやっています」などという人もいるでしょう。
しかし実は、**糖質制限食は糖質の摂り過ぎと同じくらい大いに問題あり**です。

ケトジェニックダイエットは、高脂質・高タンパク・低糖質にすることで体をケトン体質にして効率的に脂肪を燃焼させるダイエット法ですが、低糖質状態が続くと体は自力で糖エネルギーを作り出す「糖新生」というシステムを発動するのですが、この糖新生が問題なのです。

当初、日本ではこのダイエット法によって「集中力が上がる」とサラリーマンの間ではやり、その後、痩せるという切り口から女性の間で流行したものの、中には、かえって調子が悪くなる人も出ました。

それにもかかわらず、「ケトン食」ブームは続いていて、最近ではがんにも効果があるなどと吹聴されて、ケトン食療法をすすめる医師まで出てきました。

しかし、騙されてはいけません！　この**ケトジェニックダイエット（ケトン食）も医産複合体の陰謀**です。

どういうことか説明しましょう。

まず、ケトン体とは、アセト酢酸、3-ヒドロキシ酪酸、アセトンの総称のことで、飢餓時や絶食時においてグルコース（ブドウ糖）の代わりにエネルギー源として使われています。

脂肪細胞（脂肪酸）がケトン体になるには、カルニチンシャトルを介してミトコンドリア内に入る必要があります。

ところが、日本人は西洋人に比べてカルニチンの豊富な赤身肉などの摂取量が少なく、脂肪酸の利用率が低いことから、ケトジェニックダイエットを実践しても、実際にケトン体を計測するとケトン体が出ていないという声が実践者からたびたびあがっています。

つまり、そもそもケトジェニックダイエットは歴史的・民族的に日本人の体質には合っていないのです。

しかも、ケトジェニックダイエットには副作用があって、急性症状としては、むかつき、吐き気、無気力など、慢性症状は、LDLコレステロール値の増加、微量ミネラルの欠乏、アシドーシス（酸塩基平衡異常）、尿結石などが挙げられます。

また、ケトン体が増加すると、食欲をコントロールするホルモン（グレリンやレプチン）に異常をきたしたり、発がん物質のアセトンが分泌されて肺がんリスクが高くなったりします。

このように、ダイエットという言葉に振りまわされてかえって体調を崩してしまっている人も多いわけですが、糖質で大事なのは体内でどのように吸収（代謝）されるかです。

そこで次に、糖質とがんの関係について説明します。

がん細胞は、正常な細胞と比べて糖を大量に消費する性質がありますが、問題は食べ物から得た糖質が体内でどのように代謝されるかです。

食事を通して取り込まれた糖質は、口や胃などの消化器官を経由する過程で消化酵素によって分解され、最終的に小腸でブドウ糖や果糖などに分解されて体内に吸収されます。

そして、血液と共に全身に運ばれてエネルギー源として利用されるほか、燃料として体内に貯蓄されます。

つまり、糖質自体はもっともクリーンなエネルギー源なので過剰な糖質制限は不要で、問題なのは糖新生（後述）の抑制がうまく行われなくなること、つまり糖の異常代謝です。

がんは解糖系を使ってブドウ糖を作り出す「糖代謝の異常」

というわけで、糖の異常代謝とは何か順を追ってくわしく説明しましょう。

細胞の多くはグルコース（ブドウ糖）を燃料として使っています。グルコースは解糖系によってさまざまな反応を経て代謝され、最終的にピルビン酸になります。

正常な細胞では、ピルビン酸の多くは酸素と反応してミトコンドリア（細胞内小器官）に運ばれ、そこでATP（アデノシン三リン酸）を産生して細胞にエネルギーを供給しています。これをクエン酸回路と電子伝達系といいます。

ところが、がん細胞では、このピルビン酸の多くがミトコンドリアから離れて、電子伝達系とは別の解糖系（好気的解糖）を使って、グルコース（ブドウ糖）を作り出します。がん細胞はそれでエネルギーを得ます。

このプロセスは低酸素下、または酸素がなくても起こることから**「ワールブルグ効果」**と呼ばれています。

この糖以外の物質からグルコースを合成する反応を「糖新生」といいます。

要するに、がん細胞はたくさんブドウ糖を得るために、糖代謝に関わる酵素に異常を起こさせてタンパク質や脂肪を分解し、ブドウ糖を作っているわけで、これが糖の異常代謝です。

インスリンには血糖値を下げる作用のほかに細胞を増殖させる作用もあり、糖異常代謝による高インスリン血症（酸化ストレス）は、糖尿病やがんの発生・増殖に関連していると考えられます。

つまり、**問題になるのは「高糖質食」や「糖質制限」によって引き起こされる糖の異常代謝であって、糖新生の抑制が正常に行われているかどうかが重要**なのです。

したがって、糖質の摂り過ぎはもちろん、ダイエットや断食も非常に危険です。絶食をすると、糖不足を補うため筋肉が分解されて糖新生が起こり、その結果、筋肉がどんどん減って脂肪だけが残り、リバウンドを引き起こすだけでなく、インスリン抵抗性が生じます。

また、朝食を抜いたり、肉（タンパク質）を食べなかったりすると、グルカゴン・

コルチゾール・アドレナリンなどの発がんホルモンが分泌され、これによって体内のタンパク質が分解されて発がん物質であるアンモニアイオンの発生にもつながり、そうなると進行したがん患者さんに多くみられるがんの悪液質の状態になります。

悪液質は複合的な代謝異常の結果で、悪液質の疾患としては、がん以外にも、関節リウマチ、動脈硬化症、心不全、慢性閉塞性肺疾患、肝不全、腎不全、ＡＩＤＳなどさまざまです。死亡する症例の50パーセント以上がこの病態に罹患していると見られます。

ですから、がんの患者さんはなんとしてもこの糖新生を妨げなければならないわけです。

このように、糖質の摂り過ぎと同じく、断食やケトン療法も大いに問題ありで、一日一食にするだけでも糖新生を起こすので、食事はしっかり摂ることが基本です。

健康になりたければ伝統的な和食に戻すこと

そこで、よく患者さんから「では、何を食べたらいいのでしょうか？」と聞かれるのですが、その答えはすごく簡単です。

「私たち日本人が昔から食べていたものを食べなさい」ということです。

それは江戸時代から食べていたもの、もっと近くは昭和30〜40年頃のコンビニのない時代に、みんなが当たり前に食べていた伝統的な和食です。

日本人は昔から発酵食品を中心に摂っていて、基本的にはみそ汁と玄米ご飯、漬物、タンパク質は大豆や魚からだけで十分で、昔の食生活に戻せばいいだけなのです。

中国医学のことわざにも「食で治せないものは、医者も治せない」とありますが、地のものや旬のものを食べること自体が治療になり、反対に口から入る化学物質の量が多ければ多いほど病気のリスクは高まるだけです。

現に、和食は世界的に広がっていて、その和食ブームのきっかけになったのが「マクガバンレポート」です。

これは、１９７０年代後半にフォード大統領（当時）の命令でアメリカの上院議員（当時）のマクガバン氏が連邦政府と議会に提出した一連のレポートの総称です。

マクガバン氏はこの中で「食習慣を変えない限り、肥満人口が増えて多くの国民ががんになる。その結果、国民医療費の増大により国家は破産する」と警告したのです。

そこで、アメリカ政府は被験者3000人近くの食生活を2年間追跡調査し、その結果、「江戸元禄時代の日本食」が理想的な食であるとされたことから、日本食＝ヘルシーということが知れ渡りました。海外でも日本食の愛好家が増えたのです。

つまり、**アメリカは伝統的な日本食が健康にいいとわかっていながら、体によくない食材や食品を平気で海外（日本）に輸出し続けている**わけです。

日本人もそのことに早く気づいて、食源病になるような今の偏った食生活を見直して、昔ながらの伝統的な食生活に戻せばいいのです。

あなたやあなたの大切な家族が、がんになるのが嫌なら、何よりもがんの原因除去が第一です！

それには、

- 甘いものは摂り過ぎない。
- パンなどの小麦（グルテン）食をやめる。
- 植物性の精製油（特にトランス脂肪酸の含有される油）を摂らない。

・乳製品などの中毒・依存症になる食品は摂らない。
・糖質制限ダイエットはやらない。
・玄米菜食＋発酵食品（みそ汁や漬物）＋適度に魚や肉も食べる。

これだけでがん予防になります。

なぜ私がこのことを言い続けているかというと、これを実行すれば必ず結果が出るからです。

今のロックフェラー医学では、がん治療は「薬物療法」「外科療法」「放射線療法」の三大療法がスタンダードとされていますが、実際に患者さんにとって望ましい結果が出ているかどうか？　そうでないことは各種のデータを見れば明らかです。

結果が出なければ意味がないし、まして、医療は人体実験ではありません。

私がなぜ「自由診療」にしているかというと、それはちゃんと望ましい結果が出るからです。

実際にがんの治癒率はものすごく高いし、精神疾患で向精神薬を飲まされてきた患者さんたちの断薬をして、もとの健康な状態に戻すことも可能だからです。

それと同時に、自由診療によって医師としての責任をしっかりと負って、結果を出すことでそれに応じた報酬をきちんといただくためです。

絵空事ではあとに続く若い医者が出てきません。

ですから、昔の医者のように高い倫理性を持って、すべての責任を背負う気構えで臨床医を続ける、その姿を国民に知っていただくのが私のお役目だと思っているからです。

保険診療（公的保険の適応）はガイドラインにそった診療行為なので、医療者にとってはそれだけ訴訟リスクが少ないかもしれません。でも、保険診療では患者を一律に扱うロックフェラー医療しか施すことができず、一人ひとりの患者さんに応じた個体医療にはなり得ません。

一方、自由診療は料金設定が自由で、保険診療に比べて自己負担額が高い分、患者さんの要求度や期待度も高くなります。患者さんからの厳しいクレームが生じやすいのですが、それだけ、医師には信頼していただくために人間性と高い治療実績が求められます。

ですから、**神と契約をした本来の医師としての使命を果たすために、私は保険診療をやめて自由診療だけにしました。**

そして、社会をよくするために政治家の仕事もしながら、クリニック経営においてもきちっと利益を出すようにしています。

これは、**本来の医療、そして日本を取り戻すためのひとつのビジネスモデル（成功事例）を提示したいという思いから行っていること**です。

おかげさまで、現在6名ほどの専門医師と3名の歯科医師が勤務してくださっています。年齢はさまざまですが、わざわざ地方から出てきてくれたり、あるいは非常勤の形で入ってくれたりしていて、いわば本来あるべき医療を取り戻すための医療寺子屋のような形です。

ロックフェラーに洗脳された医学界を変える！

そもそも、私が今の詐欺のようなロックフェラー医学の構造に気づいたのは、大学に入って間もない頃でした。

授業を受けていて、「あれ、これって薬を出すための研究じゃないの⁉」と気づいて、薬理学や生化学に疑問を持ったのですが、それでも医者になるには国家資格を取らないといけないので、嫌々ながらも大学に通ってなんとか卒業したのです。

そして大学卒業後、バイト先の歯科のクリニックではこんなことがありました。抜歯をする前に麻酔をするのですが、私は鍼灸治療を習得していたので、局所麻酔の注射の代わりに患者さんに鍼を打ちました。

すると、そのクリニックの院長から「お前、何、インチキやってんだよ！　そんなの効くわけがないだろう」とくってかかられたのです。

そこで、「いや、インチキじゃないですよ。僕のうちではもう何十代も前から鍼麻酔をやっています。うちのひいおじいさんなんて、鍼でがんも治してましたよ」と反論しました。

しかし、「そんなの全部嘘だ、嘘に決まってる‼」と怒鳴られる始末で、結局、誰も鍼治療のすばらしさを認めようとはしませんでした。それを見て、「これは全員洗脳されてるな」と思いました。

その後もよくよく観察していったところ、結局、**大半の医者は大学の教育をすべて**

鵜呑みにしていて、そのため、臨床医になっても患者さん本位の医療＝個体医療をやれていないし、彼らにはそれができないんだということがよくよくわかったのです。

そもそも、ヒポクラテスの誓いを本心からしていない、つまり神様と契約していない医者たちが、患者さんの自己治癒力を高める個体医療をやらずに、ただの名誉欲や金儲け主義で一律的な医療を患者に押しつけている。

なぜこんな医者ばかりになってしまったのかを、私なりに調べていきました。

そこで見えてきたのが、医療詐欺のようなロックフェラーの陰謀だったのです。

そこで、私はある決意をしました。

大学入学当初の教育からすでに洗脳がはじまっているために、今の医療界は全員狂っているとしか思えない。

でも、それを変えるには自分がそのトップに立たないといけない。

私の専門は歯周病、よし、歯周病の分野でトップに立とう！

そう決めて、必死で取り組んだ結果、基礎研究においても日本一になりました。

（２００８年、日本レーザー歯学会優秀研究発表賞受賞）

また臨床においても日本一の実績を収めることができました。

（２００９年、Osseointegration study club of Japan 最優秀発表賞受賞）

さらに、アメリカでも研究で世界第2位の賞を受賞しました。

（２０１３年、11th International symposium of periodontics and restorative dentistry poster session 2nd award）

同時にこれまでハーバード大学、ミラノ大学、タフツ大学、大連大学付属中山病院をはじめ、オーストラリア、台湾、香港、韓国、中国等で講演も行ってきました。

そうした実績を積む中で、日本という国家が抱えている根本的な病も見えてきました。

医学部でいえば、東大理Ⅲ出身の医師が、医学会を牛耳るのと同様に、いわゆる東大法学部出身で上級国家公務員試験を通過してエリートコースを歩んできた一番偏差値が高い連中が、最強官官である財務省（旧大蔵省）に入ってヒエラルキーのトップに立っているゆがんだ権力構造。

そうした「日本で一番頭のいい」とされている連中が、今の日本国憲法に対して、米軍に占領されたこと＝革命と捉えた「八月革命説」を信じ込んでいることです。

「八月革命説」とは、憲法学者の宮澤俊義《みやざわとしよし》東大教授が提唱した説で、日本国憲法は、日本政府がポツダム宣言を受諾した1945（昭和20）年8月に「革命」が起きて、日本の国体は根本的に変革されたとする、まったく荒唐無稽な憲法解釈です。

これは、宮澤教授自身が、占領軍によって公職追放と投獄されてしまう恐怖から、それまでの態度を180度変えて考え出した憲法解釈だと見られています。

いずれにしても、日本国憲法は革命によって生まれたとする宮澤学説を鵜呑みにしているのが東大法学部で、宮澤氏の後もそれは変わりません。

そんな東大法学部出身の霞が関の官僚たちが日本のトップに君臨し、官僚主義の論理によって国民をミスリードしてきたとしたら、彼らはアメリカの忠実な番犬だといっても決して過言ではないでしょう。

日本人の絆には「食文化」が大きく影響している

憲法論議についてはテーマが異なるのでここでは触れませんが、アメリカから押しつけられた憲法によって失われてしまったのは、天皇を中心とする日本人の家族意識や心の絆です。

日本人同士を結びつけていた核のひとつが、日本の伝統的な食文化です。

その日本の食は同時に薬でもあったわけですから、**伝統食は「国体」でもあった**のです。

その日本人の命と絆を育む食という国体が占領政策と占領憲法によって破壊されてしまったからには、今の私たちがそれを自分たちの手で取り戻さない限り、日本人の健康も精神性も取り戻すことはできません。

したがって、**これからの教育改革は第一に「食育」からはじめる必要がある！**

だからこそ、私はこれからも臨床医と政治家の二刀流を続けていく覚悟です。

すなわち、私の主張はこうです。

たとえ一流の教育をしても、食育が三流なら子どもは育たない、体も精神も！

なぜなら、自然界に存在しない食品は、運動では中和できず、解毒も排泄も困難だから。

一流の食育こそが一流の体と精神を育む。

ゆえに、かつて日本人が食していた伝統的な和食、自然食に戻すこと。

これを食育として、官民一体となっていざ食育に取り組むべし!!

粗悪な原料（食べ物）で自らの体を破壊する現代人

ここで、私が患者さんによく話すたとえ話をしましょう。

レギュラーガソリン対応の自動車にハイオクを入れても、いいことはあっても悪いことはありません。

しかし、ガソリンの安売り合戦で、ガソリンに軽油を混ぜるなど粗悪ガソリンを使ったら、明らかにエンジン性能は下がります。

そこで、エンジンのリハビリで、良質なガソリンにさらにガソリン添加剤などでエンジンの中のススや悪い油を取り、オイルもフラッシングするなどすれば、健康なエンジンに戻せます。

しかし、ガソリン車に軽油を入れてしまったら、エンジンが破壊されます。フラッシングくらいでは、直らないかもしれません。

分解してオーバーホール、つまり大手術をしないと戻りません。それどころか、そこに水やグリセリンなどを入れたら、一発アウトです。

車ならエンジンを載せ替えればそれで済みますが、人間の場合はそうはいきません。心筋梗塞や脳梗塞、くも膜下出血、がんは、まさにガソリン車に軽油を入れてしまった状態なのです。

人間は食べたものと、吸った息、この2つの原料だけでできています。つまり、健康な体を作るためにはそれに見合ったいい原料をできるだけ取り入れるしかないということです。

いくら高度な教育を受けさせ、高価な衣服を着せ、お金をつぎ込んだとしても、原料が悪ければどうしようもありません。誤った、あるいは粗悪な原料からは、不健康な体や粗悪な人間しかできません。

誤った原料の代表格のひとつが、プラスチックと同じトランス脂肪酸です。環境を破壊するからといって、プラスチックのストローを紙ストローに代えたとしても、あなたが飲んでいるカフェオレのミルクがコーヒーフレッシュ（トランス脂肪酸）であれば、あなた自身が先に環境破壊（がん化）しているのです。

特に改めてほしいのは、**子どもに与えている食事**です。

一流の教育、一流の衣服、一流の環境を与えても、スナック菓子やファストフード、いわんやスーパーのお惣菜やコンビニのから揚げなどのトランス脂肪酸、石油由来のほとんどの薬や代用甘味料、食品添加物まみれの毒物を食べさせればどうなるか？

子どものうちであればアトピー性皮膚炎や花粉症、発達障害程度で済むかもしれませんが、大人になったら脳梗塞、心筋梗塞、がん、自己免疫疾患などのもっと重い病気になるかもしれません。

一流の教育や一流の運動では、プラスチックや石油由来の食品や薬、放射能は、分解も排泄もできないのです。

ロックフェラー医学にない予防医学

日本は、医療は一流かもしれませんが、予防は二流以下、栄養学にいたっては七流どころか、栄養学という臨床学問自体が医学部歯学部薬学部にはないのです（ホントは日本の保険医療は三流です）。

医者でも知らないのですから、指導など到底できるわけがありません。

「なぜ、私は腎臓がんになったのですか？　胃がんでも乳がんでも直腸がんでもなく、腎臓がんになった理由を教えてください」

こんな質問をしても、答えられる医師はほとんどいません。というか、ほぼ皆無でしょう。

細胞ががん化するメカニズムや、これを阻止するメカニズムは答えられ、実際に分子標的薬や免疫チェックポイント阻害剤という抗がん剤を開発・発売できても、なぜその臓器ががんになったのか、説明できる医師はほとんどいない……これがロックフェラー医学です。

しかし、**東洋医学では理路整然と説明できます。**

どの臓器に負担がかかっているのか、そのための食事はどうなっているのか、その食事を摂るのはどんな精神状態なのか、そしてその精神状態を生む家庭環境はどうなのか、そしてその家庭環境を作っている因子は…etc.

すべての因果を見て、答えを出すのが陰陽五行説に基づく真の東洋医学なのです。

西洋医学が「それは老化ですね」とか「ストレスです」と逃げるところを、正確・精密・迅速に診断するのが、東洋医学。

漢方薬や鍼治療だけが、東洋医学と思ったら大間違いです。

その東洋医学では、「なぜあなたには、トランス脂肪酸の食事を摂りたい、という欲望が脳や内臓にあるのか?」からアプローチし、原因除去療法をはじめます。だから、根本治癒が可能なのです。

私の背中を押してくれた恩師の言葉

偏差値教育の弊害はことさら説明するまでもないと思いますが、医学・医療に限っていえば、今のロックフェラー医学になんの疑問も持っていない医者たちが白い巨塔の中で利権争いに終始していること自体、まさに「今だけ金だけ自分だけ」の風潮を如実に表していて、自己保身に走る政治家（屋）たちとなんら変わりません。

人の命を救う医師として神に誓ったり、高い精神性や倫理観などにはまったく無関心。自分の出世や公的医療保険制度に甘んじて診療報酬の点数さえ稼げればよしとする医者たちが多いのも、唯物的なロックフェラー医学しか学んでこなかった結果でしょう。

私がここまで医療の世界で頑張って来られたのは、本来の医師らしい医師、志の高い師との出会いがあったからです。

曾祖父もそうでしたが、特に私が若い頃東京でお世話になった飯島国好先生はとてもすばらしい先生でした。

世間一般的にそれほど名前が知られていたわけではありませんが、飯島先生は私たち若手の歯科医のために寺子屋のような勉強会を毎月開いてくれていました。

当時私は28歳くらいでしたが、その勉強会は医療系の雑誌に論文を掲載してもらうために飯島先生から指導を受けるのが目的で、他の若い先生たちのことはいつもすごく褒めていたのですが、なぜか私のことだけは褒めてくれないので、あるとき思い切って「先生、なぜ僕だけ褒めてくれないのですか？」と聞いてみたことがありました。

すると、飯島先生は「君は自分で書けるんだよ。なぜ吉野君はもっと自分で書く努力をしないのか？」と言われ、そのときはその言葉の意味がよくわかりませんでした。

のちに、飯島先生は42歳のときに基礎歯学の決定版といわれる『治癒の病理』（下野正基／飯島国好 共著・医歯薬出版）という名著を出版されたのですが、その飯島先生には森克栄先生という師がいました。

森先生は歯周病研究における日本の第一人者で、東京医科歯科大学歯学部を卒業されてから、１９５８（昭和33）年にはじめて自費でアメリカに留学して２年間研鑽を積まれて来られた日本歯科医療界のレジェンドです。

つまり、他の医者たちのようにひもつきのお金で留学をしたのではなく、自腹を切ってわざわざアメリカまで研鑽に行き、そして、日本の歯科医学の世界ではじめて臨床歯科医学をサイエンスに仕上げられたのが森先生です。

その森先生の愛弟子が飯島先生だったわけですが、80歳の森先生が自分よりはるかに年下の飯島先生に対して、「お前はサイエンスがわかってない」とか「ちゃんと理論構築ができていない」と学会で厳しい指導をされていたのを私たちは直接見聞きしていました。

そんな恩師から叱咤激励を受けてきた飯島先生が、若造の私に対して「僕もちゃんと君のことを育てたいんだ」と言ってくれたときには、驚きと共に、とても感激しました。

そして、『治癒の病理』を手に、「僕は42歳でこの教科書を書いたけど、君だったら僕を抜ける。最年少、最速で……」とおっしゃったのです。

私はその言葉に背中を押されるように、それから医学の専門書を立て続けに書き、飯島先生のお言葉通り、36歳のとき当時最年少で『細菌検査を用いた歯周治療のコンセプト』という医学書を上梓することができました。

飯島先生はこうもおっしゃってくれました。

「森先生はサイエンスを修め、それをするのに一生をかけられた。僕はそれを普遍化するために教科書を書いて、みんながわかるようにした。君の仕事は、今度はそれを事業にして、ちゃんと利益が出るようにすること。そして、それを世界に広めること。

君はそのために生まれてきた、君にはその使命があるんだよ」と。

恩師のその言葉を真摯に受け取った私は、新しい分野を構築するのは三代かかるのだと、覚悟を新たにしました。

また、あるとき森先生のところにご挨拶に行ったら、こんな言葉をかけられたこともありました。

「あなたの活躍は全部見ているよ。飯島君があなたを育てたのも知っている。とにかく、自分が正しいと思うことを全力でやりなさい」と。

そして、そのときにこうも言ってくれました。

「私が死んでもちゃんと見守っているから、あきらめちゃダメだよ」と。

それ以来、森先生とお話しする機会はありませんでしたが、森先生の包括歯科医療に対する姿勢は、飯島先生の真摯な姿勢とも重なりあって、今でも私の中で本来あるべき医師としてのすばらしい手本になっています。

医師が目指すべき誠意と真実、そして敬いの心

森先生や飯島先生の、本人の歯髄や歯をなるべく残すという考え方はまさに患者さんの自己治癒力を最大限に活かすという本来の個体医療であり、私のクリニックでもそのような医学哲学に基づいた包括的な医療を提供しています。

私のクリニックである銀座エルディアクリニックのモットーは、東洋医学と西洋医学を融合した包括治療・未病治療・波動治療で、ホームページには次のような理念を掲げています。

銀座エルディアクリニックの目指す【誠意】とは

当院は、患者様第一主義に基づき、「誠意と真実と敬い」の治療を実践します。患者様だけでなく、疾患そのものを敬い、常に謙虚さを忘れず、真の仁術を実践します。

全くの他人である患者様に対しても全身全霊をもって、その人のために命がけで接すること。そして全くの見返りを期待せずにその人のためだけに尽くし、愛することです。

銀座エルディアクリニックの目指す【真実】とは

嘘をつかないこと、自分の中にある辛い気持ち、恥ずかしい気持ちと戦い、常に何が真実であるかを自分に問いかけ、苦難から絶対に逃げない強い勇気を持つことです。

銀座エルディアクリニックの目指す【敬い】とは

すべての物、事、人、事象、そして病気そのものに対しても尊び、決して恨んだり嫉妬したりせず、自分にふりかかることすべてに対して敬意を払う、たおやかな心を持つことです。

心と体の健康を考えた本当の医療、真の包括医療をご提供します

当院では診療科を横断的に包括し、各々の分野の専門家である医師が総合医療の見地に則り、心と体の健康のための真の医療、東洋医学と西洋医学、歯科と医科も含蓄した包括医療を行います。

各ドクター陣は、最高峰の知識・技術を駆使する医療を実践するために、常に知識の習得と技術の研鑽を積んでいます。さらに院内スタッフの心と体と技術の教育と研修を実践し、全員が常に最良の治療を提供できるように各々の体力や体調の維持に努め、集中力を鍛錬し、プロフェッショナルとして自覚と責任を持って行動しています。

一人でも多くの患者様を病から守り、健康を維持し、幸せになっていただき、さらにその患者様を取り巻くすべての方々が幸せを享受できるように、私たちも日々精進し成長して参ります。

信頼を超えて、尊敬されるクリニックへ

医療人は患者様から信用されることで信頼され、私たちも患者様を信用して信頼することで、その後のより深い信頼関係を育むことができます。そして信頼関係を10年積み重ねることができれば、患者様と医療人とはお互いに尊敬されうる関係になれると信じています。

患者様からただ信頼されるところまでは、診療技術と知識と人柄だけでも可能かもしれません。しかし尊敬されうるには、職員一人ひとりに真の医療を追求する深い信念が必要です。

いつの日かすべての患者様を尊敬し、すべての患者様に尊敬されるようなクリニックになりたいと願っています。

大切な人を守るために、真の日本を取り戻そう

私は常に志を持って医療現場に臨んでいます。研修医やスタッフなどに対しても「もし吉野敏明が裏切ったら俺自身が吉野敏明を許さない」とよく言っています。

それは、今の医療従事者は数ばかり多くて、患者さんを包括的に診られる本来の医者、上医を志している人がほとんどいないからです。

要するに、国会議員と同じで本来やるべき仕事をやっていない、無用の長物と化してしまっています。だから、この現状を少しでも変えるために、私たちは真に尊敬されうる医療人になるという理念を掲げていて、そうなればロックフェラー医学や医産

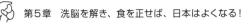

複合体の間違いにも気づく人が増えて、社会も必ずよい方向に変わっていくと思います。

患者さんから尊敬されるような本来の医者が増えれば、第一に、今の40兆円を超える莫大な医療費を大幅に減らせるはずです。

上医が増えれば未病の段階で治っていくので、余計な治療費がかからず、そうすると全体の医療費も5、6兆円で済むからです。消費税が20兆円なので、消費税をなくすことができ、余った10兆円を食育や食糧安全保障政策にまわすことができるのです。

小麦や乳製品が体によくないと言うと、「じゃあ、それで商売をしている人たちはどうすればいいんだ！」などという声もありますが、それには「国鉄清算事業団」というモデルがあります。

１９８７（昭和62）年の国鉄分割・民営化で、約28万人の旧国鉄職員のうち積極的に雇用が継続された職員（約21万人）はＪＲ各社や日本テレコム（今のソフトバンクの母体）などに採用されて、消極的に雇用が継続された職員は国鉄清算事業団職員となりました。

つまり、国鉄からＪＲに移行した時点で、基本的には解雇者は出ていないのです。

なので、その例に倣って新たに清算事業団を作って、本当に安心安全な日本産のコメ粉や豆乳などを使った和食関連事業への産業転換をはかり、そこで雇用をすればいいのです。

そうすれば、日本の食料自給率も上がるし、病気にならない食文化を取り戻すことができます。

本当の意味で体を治す薬になる食を取り戻すことは、日本人としての精神性、霊性を取り戻すことにもつながります。

なぜなら、食べ物に対して心から感謝できるのが私たち日本人だからです。

「食」こそが大和魂を養う力となる

新嘗祭は五穀豊穣に感謝を捧げる宮中祭祀ですが、日本では古来より天皇陛下自らが田植えをされ、稲刈りをされます。

また民間でも、日本人は昔から山の神や田畑の神に感謝の祈りを捧げてきました。

一方、西洋では家畜や奴隷を使って労働に従事させてきたわけですが、それは彼ら聖書の民にとっては原罪によって労働という罰が科せられたからです。

それに対して、日本人は田畑で一所懸命に働くことが喜びであり、献身であり、またそれが共同体の絆を育んで豊かな恵みにつながることを知っていました。

だからこそみんなで収穫した食べ物に対して、感謝を捧げる祭の文化が続いてきたのです。

万物は自然から生まれ、自然と共に循環再生していくという自然信仰＝惟神の道（かんながらのみち）に添って生きてきた日本人にとって、大自然から得られる「食」はまさに健全なる体と心を養う種であり、後世に引き継がれてきた血統でもあります。

その意味で、私は**日本の自然の「食」こそが大和魂を養う力になる**と思っています。

昔ながらの正しい食卓（食事）は、鮭と同じように、男は男の役割を、女は女の役割をきちんと果たせる健康的な体と心を養ってくれるからです。

だからこそ、まず「食」を正さなくてはいけない。

「食」をよくすることによって、失われつつある日本人の精神性を高めていける。

今もっとも大事なのは、国体としての「食」を私たちの手にもう一度取り戻すことであり、それこそが、病人を量産し続ける詐欺医学から私たち自身と私たちの大切な子どもや孫を守る唯一の防御策になるのです。

このような知識を国民の常識にするためにも「食」の教育が必要です。

病気になりたくなければ、「食」のことを理解しなければいけない。健康寿命を延ばしたいのであれば、まずご自分の「食」を見直すことからはじめてください。ぜひ「食」のことをもっと勉強して、思考停止になるのではなく、自分の頭で考えて行動できる人になっていただきたい。

包括医療に携わる医者として、私はそう切に願っています。

おわりに

ここまで読んでいただき、ありがとうございました。

私は常々、「生きがいと生きる目的は違う」という話をしてきました。

ゴルフをしたり、旅行をしたりといった、いわゆる好きなことは「生きがい」です。

「生きがい」があるのは大変結構なことです。人生が華やかになりますからね。

ですが、「生きがい」に気を取られて、「生きる目的」を見失っているとしたら、それは問題です。

「生きる目的」とは、あなたの魂がこの人生を使ってすべきことであり、生まれてくる前から決まっているものです。

「生きる目的」を成し遂げる努力をしないまま死を迎えることは、本来あってはならないことだと思います。今生を生き抜いたとはいえません。

なんのために生まれてきたのか。

それを本気で考え、行動した人だけが、先の世の中に何かを遺せます。そしてそれは、誰かの血となり肉となるのです。まさに魂が生き続けているのと、同じなのです。

昔の日本人はそれを知っていました。先祖に感謝し、この世界をより良くするために天寿をまっとうする大切さを知っていたのです。

だから当たり前のように、男なら大和魂に生きて、女なら大和なでしことして生き抜いたのです。

本書を読み進めてくださった方ならすでにご理解いただけていると思いますが、こうした生き方は食育を受けてきたことが大前提です。

ハンバーガーをほおばりながら、「どうやって日本を良くしていこうか？」なんて話ができるでしょうか？

できるわけがありません。なぜなら、肉体を滅ぼす行為を自ら率先して行っている人は、本気ではないからです。

政治に携わっていると、「どうやって与党を倒すか」なんて話になりますが、「もうそんな規模の小さな闘いではないんだ」ということが、本書を読まれておわかりいただだけたかと思います。

内輪で争っている暇はありません。

日本に侵食して、乗っ取ろうとしている海外からこの国を取り戻し、守っていかないと手遅れになってしまいます。

これは陰謀でも妄想でもないのです。


あなたやあなたの大切な人の命がもてあそばれている。

私はそのことについて憤っているのです。冗談じゃない！　と思っています。

もし、少しでも同じように感じるのであれば、今日から行動を起こしてください。

医食同源を本気で意識し、病気になることなく、医者いらずに生きて、あなたの魂が成し遂げるべき「生きる目的」へ突き進んでいただきたいと思います。

そして今生が終わってあの世で私に会ったら、

「私たちがんばりましたよね」

と、お互いを称え合いましょう。

令和5年6月吉日

吉野敏明

吉野 敏明（よしの としあき）

神奈川県横浜市生まれ、鍼灸漢方医の家系11代目。岡山大学歯学部卒業。大学卒業後、東京医科歯科大学で再生治療およびレーザー治療の研究をしながら、臨床にも携わる。銀座エルディアクリニック院長、医療問題アナリスト、元精神科病院理事長、元一般病院理事長。歯周病専門医、作家、言論人、参政党外部アドバイザー、株式会社YBDI代表取締役。

西洋医学と東洋医学、医学と歯科医学を包括した治療を実現することを使命に、日々、難疾患の患者さんの治療に臨む。

主な著書に『ガンになりたくなければコンビニ食をやめろ!』（青林堂）、『国民の眠りを覚ます「参政党」』（神谷宗幣氏と共著）『参政党の吉野と赤尾が語るブレない生き方』（赤尾由美氏と共著　ともに青林堂）、『権威と権力を分けた、世界で最初で最も古くて文化の高い国、日本』（武田邦彦氏との共著 ヒカリスター出版）などがある。

医療という嘘《うそ》

医療業界に潜む集金システムの全貌

2023年７月31日　第一版　第一刷
2024年12月10日　　　　　第四刷

著　　　　者　吉野 敏明

発　行　人　西 宏祐
発　行　所　株式会社ビオ・マガジン
〒141-0031　東京都品川区西五反田8-11-21
五反田TRビル1F
TEL:03-5436-9204　FAX:03-5436-9209
https://www.biomagazine.jp/

編　　　　集　有園 智美
編 集 協 力　小笠原 英晃
校　　　　正　株式会社 ぷれす
デザイン・DTP　前原 美奈子
印 刷・製 本　株式会社シナノパブリッシングプレス

ISBN978-4-86588-132-5 C0030